N... ... écrivain sci... ... la vie, et plus ... poursuit depuis quin... ... recueil et de vulgarisation des s... ... des découvertes scientifiques en participant à de nombreux séminaires et en collaborant avec les plus grands noms de la recherche médicale japonaise. *Prendre soin de son intestin* (Belfond, 2016) est son premier ouvrage traduit en France.

Prendre soin
de son intestin

ÉVOLUTION
Des livres pour vous faciliter la vie !

Henri et Jean JOYEUX
Mangez mieux

Michael POLLAN
Les Nouvelles Promesses des psychotropes

Danièle FESTY
Les Huiles essentielles spécial enfant

Sophie LACOSTE
Et si vous appreniez à vous soigner vous-même ?

Steven R. GUNDRY
Ces légumes qui nous empoisonnent

King VEX
Cultivez l'énergie positive

Richard LOUV
Mettez vos enfants au vert

Sébastien BOHLER
Où est le sens ?

Erwann MENTHÉOUR
Les chances qu'il nous reste

Gabriel PERLEMUTER
De l'intestin au cerveau

Takanori Naganuma

Prendre soin de son intestin

La méthode japonaise
pour ouvrir les voies de l'intuition,
retrouver l'énergie vitale
et renouer avec le moi profond

*Traduit du japonais
par Diane Durocher*

belfond

Titre original :
CHOUNOURYOKU
Kokoro to karada o kaeru sokojikara ha chou ni aru
publié par BAB Japan, Tokyo
Édition publiée en accord avec BAB Japan Co., Ltd
par l'intermédiaire de Japan UNI Agency, Inc., Tokyo.
Tous droits réservés.

Le Code de la propriété intellectuelle n'autorisant, aux termes de l'article L. 122-5, 2° et 3° a, d'une part, que les « copies ou reproductions strictement réservées à l'usage privé du copiste et non destinées à une utilisation collective » et, d'autre part, que les analyses et les courtes citations dans un but d'exemple et d'illustration, « toute représentation ou reproduction intégrale ou partielle faite sans le consentement de l'auteur ou de ses ayants droit ou ayants cause est illicite » (art. L. 122-4).
Cette représentation ou reproduction, par quelque procédé que ce soit, constituerait donc une contrefaçon sanctionnée par les articles L. 335-2 et suivants du Code de la propriété intellectuelle.

© Takanori Naganuma 2011. Tous droits réservés.

© Belfond 2016, un département place des éditeurs
pour la traduction française.

ISBN : 978-2-266-27864-5

Introduction

En finir avec la prédominance du « tout cérébral »

Le titre de ce livre, *Prendre soin de son intestin*, ne manquera pas d'étonner certains lecteurs.

Si la portée scientifique de cet ouvrage nous conduira à aborder quelques passages assez techniques, mon propos peut très bien se résumer à cette simple affirmation :

Lorsque les intestins vont bien, le cerveau va bien.

Dans notre quête du bien-être, nous avons tendance à ne vouloir changer que notre façon de penser, ce qui s'avère souvent infructueux. Le présent ouvrage propose une toute nouvelle méthode : retrouver le bien-être grâce à la santé des intestins. Parvenir à cet équilibre du corps et de l'esprit demande de pratiquer une forme de « pensée flexible », c'est-à-dire qui ne dépend pas exclusivement de notre cerveau.

« *J'aimerais être en forme.* »

« *J'aimerais trouver une stabilité émotionnelle.* »

« *J'aimerais devenir plus créatif, plus intuitif.* »

« *J'aimerais rester jeune, maigrir, augmenter mon métabolisme…* »

La réalisation de tous ces souhaits est à la portée de chacun d'entre nous ; il suffit de prendre conscience des rapports qu'entretiennent nos intestins et notre cerveau.

Pour cela, il est primordial de porter notre attention sur nos activités vitales. Parmi elles : manger. Sans conteste, vivre, c'est manger. Comme nous le verrons dans le chapitre 6, ce lien devient plus flagrant encore si nous remontons le fil de l'évolution des espèces, jusqu'aux sources de la vie animale.

Nous vivons *parce que* nous mangeons. Nous bougeons, nous pensons, nous ressentons *parce que* nous mangeons.

Les héros de ce livre sont les organes qui nous permettent de manger : j'ai nommé les intestins.

Majestueusement repliés au centre de notre corps, ils prennent en charge toutes les substances que nous avalons.

Longtemps, les premiers animaux ont été pourvus d'intestins, mais pas de cerveau : ce dernier est apparu beaucoup plus tardivement. À l'échelle de l'évolution, notre histoire avec les intestins est donc bien plus longue que notre histoire avec le cerveau. Notre appareil digestif constitue le point de départ de la vie telle que nous la connaissons. Et pourtant, force est de constater que nous n'y accordons, de nos jours, que très peu d'intérêt, ce qui est tout à fait dommageable du point de vue de notre santé.

Le développement de notre cerveau nous a permis d'atteindre un niveau d'intelligence sans pareil. Cependant, avec le temps, notre matière grise a fini par endosser le rôle de personnage principal, nous éloignant petit à petit des sources mêmes de la vie.

Avez-vous parfois l'impression de ne pas vous sentir exister ? Si la réponse est oui, vous souffrez sans doute de cette surévolution : vous utilisez trop votre pensée cérébrale.

Dans ces conditions, le simple fait de vivre devient pénible en soi.

Quelques changements vous permettront de profiter d'une vie plus libre, plus heureuse.

Il ne s'agit pas de principes abstraits, mais d'un mode de vie pratique et accessible à tous, inspiré par la compréhension du fonctionnement de notre corps.

Pour ce faire, rien de compliqué ; commençons par poser la toute première pièce du puzzle, trop longtemps ignorée :

Il est essentiel de prendre pleinement conscience que l'on est un être vivant, dont l'existence est intrinsèquement liée à celle de ses intestins.

Comme nous le verrons, cette relation entre le vivant et la digestion démontre qu'il est fondamental de se nourrir sainement.

Les intestins ne sont pas seulement, comme on le pense trop souvent, les organes de la digestion et de l'excrétion. Ils jouent aussi un rôle essentiel dans la gestion de nos émotions. Ne penser qu'avec sa tête est insuffisant pour profiter pleinement de l'existence.

Où se trouve, dans notre corps, notre conscience ? Comment pouvons-nous la définir ? Ces questions qui, de tous temps, ont passionné les philosophes, bénéficient aujourd'hui de nouveaux éclairages avec l'avancée des recherches en gastro-entérologie.

En changeant notre alimentation, en permettant à nos intestins de fonctionner de manière optimale, nous retrouvons la conscience de nous-mêmes en tant qu'êtres vivants.

Depuis quelques années, il n'est pas rare d'entendre déclarer que les intestins seraient notre « second cerveau ». Grâce à ce livre, j'espère vous faire comprendre qu'ils revêtent une importance telle que l'on pourrait aisément les élever au rang de « premier cerveau ».

Comme nous l'avons dit, aux origines de la vie les êtres vivants étaient pourvus d'organes digestifs bien avant l'apparition de notre organe à cogiter. Longtemps, les êtres vivants ont *ressenti* avant d'être capables de penser.

La tête pense, les intestins ressentent.

Ressentir est nécessaire, au moins tout autant que penser. Cela permet d'agir en conscience et de prendre des décisions en accord avec soi-même. Éprouver profondément la vie permet de faire tomber, les uns après les autres, tous les blocages qui peuvent nous entraver ainsi que d'accroître sensiblement notre énergie.

Le cerveau, cet organe qui a acquis une importance démesurée, nous pousse à prendre de mauvaises décisions, à choisir des voies qui ne nous correspondent pas ; nous devons apprendre à nous émanciper de son emprise.

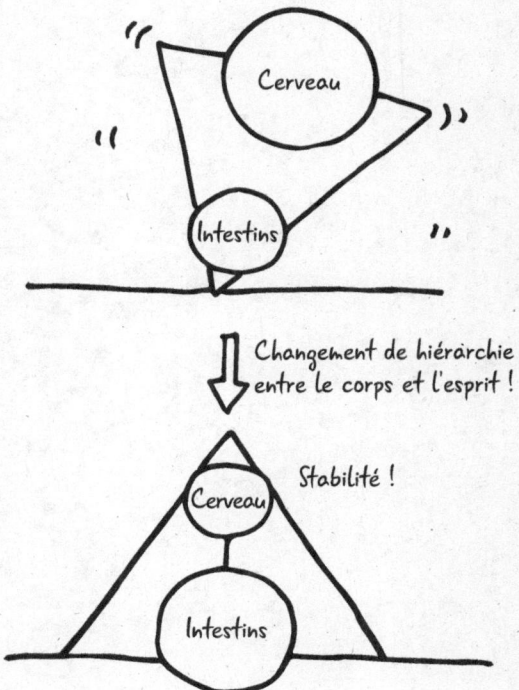

Trop utiliser notre tête (notre cerveau) nous maintient dans un état d'instabilité chronique. Enclencher un bon fonctionnement de ses intestins permet de rééquilibrer son centre de gravité et d'harmoniser le corps et l'esprit.

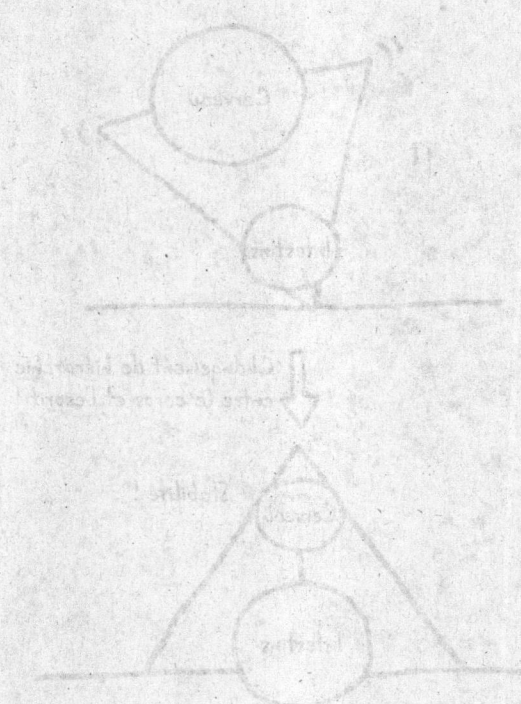

1

La nourriture conditionne les intestins, et ceux-ci conditionnent le corps et l'esprit

Et si nous n'étions
que ce que nous mangeons ?

Commençons par nous intéresser aux éléments qui constituent notre corps : les cellules.

Le corps humain est constitué de quarante mille à soixante mille milliards de cellules. Si ce nombre varie en fonction de l'âge et de la corpulence, il n'en reste pas moins que nous sommes tous façonnés à partir des mêmes pièces.

Quelles que soient nos origines, nous ne sommes faits que de cellules.

Être en forme, améliorer son intelligence ou son apparence, entretenir son capital jeunesse... tout cela est en lien avec le fonctionnement cellulaire.

De l'activité des cellules dépend fortement notre état de santé.

Dès lors, comment faire en sorte que cette activité nous soit bénéfique ? Nous disposons pour cela de deux leviers : la respiration et l'alimentation. Tout comme l'oxygène qui entre dans nos poumons, les aliments qui pénètrent nos intestins sont acheminés vers les cellules de notre organisme, où ils sont transformés en énergie.

Parmi les nutriments fournis par notre alimentation, intéressons-nous aux protéines. Une fois ingérées, elles sont d'abord décomposées dans l'intestin grêle en ce que l'on appelle des « acides aminés ». Elles sont ensuite réassemblées, à l'intérieur des cellules, sous forme de protéines. Elles constituent la matière première de notre corps, que ce soient les organes, la musculature, le squelette, le liquide sanguin, le système nerveux, etc.

Une vérité importante se profile déjà : nos aliments *sont* notre chair.

Hiromi Shinya[1], chirurgien pionnier de la coloscopie, rapporte qu'aux États-Unis on aime à répéter la maxime suivante : « *You are what you eat* » (« Vous êtes ce que vous mangez »).

Ce dicton reflète particulièrement bien la réalité : nous ne sommes rien d'autre que ce que nous ingérons.

Malheureusement, nous avons trop souvent tendance à l'oublier. La plupart d'entre nous croient que pour changer de style de vie, afin de gagner en bien-être, il suffit de penser et d'agir autrement. Or, dans les faits, toute personne qui pense et agit le fait à travers

---

1. Professeur en chirurgie à l'Albert Einstein College of Medicine. Il est notamment l'auteur d'un best-seller vendu à plus d'un million d'exemplaires où il raconte comment guérir de toutes les maladies : *Le Régime Shinya*, paru chez Guy Trédaniel (2014).

le fonctionnement de ses cellules. Et puisque celles-ci sont en grande partie composées de ce que nous mangeons, notre capacité à réfléchir dépend donc, avant tout, de notre alimentation.

Dis-moi ce que tu manges... On comprend que ce questionnement est loin d'être anodin.

Dès lors, que faut-il manger ? Quelle alimentation permet une activité cellulaire optimale ? Afin de trouver la réponse à ces questions, c'est vers les intestins qu'il faut se tourner.

Avec le récent essor des neurosciences, l'« entraînement cérébral » connaît un fier succès. Le cerveau étant lui-même constitué de cellules, si l'on veut augmenter ses performances, il convient de le nourrir avec les ingrédients dont il a réellement besoin. Nous ne le répéterons jamais assez : c'est en traitant nos intestins avec beaucoup d'égards que nous optimisons le fonctionnement de notre cerveau.

Le cerveau existe grâce aux intestins.

L'alimentation est la clé de voûte de notre vie.

Toutes les réactions qui se produisent une fois les nutriments ingérés constituent ce que l'on appelle le « métabolisme », phénomène dont la compréhension est d'une importance capitale. Lorsque notre métabolisme fonctionne de manière idéale, notre bien-être suit. C'est, en résumé, ce que nous souhaitons démontrer dans cet ouvrage.

DE L'ALIMENT AU CERVEAU

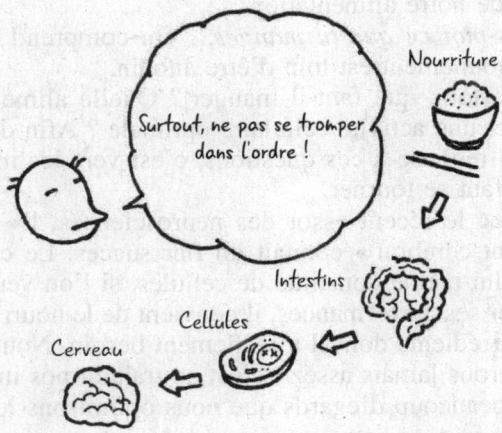

L'« entraînement cérébral » a beau connaître un engouement spectaculaire, se concentrer uniquement sur ses performances intellectuelles ne permet pas de faire fonctionner son cerveau au meilleur de ses possibilités. L'activité des cellules neuronales dépend de nos repas quotidiens. Si nous faisons les mauvais choix alimentaires, notre digestion en sera impactée et le métabolisme cellulaire se verra ralenti.

Quand nos intestins deviennent des poubelles…

Venons-en au fait : que faut-il manger ?

Si l'on s'intéresse un tant soit peu aux dernières avancées en termes de gastro-entérologie, on s'aperçoit très vite qu'en matière de diététique les connaissances générales de notre époque manquent cruellement d'exactitude.

Ainsi, vous avez probablement entendu parler des glucides, des protéines et des lipides, censés produire notre énergie. Vous avez sans doute pris l'habitude de considérer qu'une alimentation saine doit en fournir un apport équilibré. Or, cette conception ne correspond pas à la réalité du processus digestif.

Arrêtons-nous un instant sur les protéines. Il en existe deux sources : animales et végétales.

Les protéines animales regroupent : viandes, poissons, œufs et produits laitiers. Les protéines végétales quant à elles se trouvent dans les légumes secs, les céréales, les graines, les algues, etc.

Comme nous l'avons déjà mentionné, les protéines sont décomposées en acides aminés dans l'intestin grêle avant d'être acheminées vers les cellules de notre corps.

Parmi ces acides aminés, il en est certains que l'organisme humain ne peut synthétiser de lui-même : ce sont les acides aminés *essentiels*. Il en existe neuf sortes[1], et il est indispensable que nous les absorbions au cours de nos différents repas.

Comme les protéines animales contiennent l'ensemble des acides aminés essentiels, jusqu'à récemment encore, la diététique se fondait sur cette affirmation erronée : « La viande est la meilleure source de protéines. » Nombreuses sont les personnes qui croient toujours à cette théorie et continuent de manger de la viande quotidiennement.

---

1. Les neuf acides aminés essentiels sont l'isoleucine, la leucine, la lysine, la méthionine, la phénylalanine, la thréonine, le tryptophane, la valine et l'histidine.

Si cette thèse semble se défendre, elle n'est pas exacte d'un point de vue biologique car elle ne prend aucunement en compte la réalité du fonctionnement de nos organes.

En effet, afin de déterminer si un aliment est une bonne source de protéines, il faut se pencher sur la façon dont celles-ci sont assimilées, et sur l'efficacité avec laquelle elles se transforment en énergie. Or, on s'aperçoit très vite que la viande s'avère une piètre source de protéines.

Pour schématiser, la viande – tout comme les autres protéines issues des animaux – s'entend très mal avec les intestins, et ce pour plusieurs raisons, la principale étant que les protéines animales ne contiennent aucune fibre.

Les fibres, d'origine végétale, ne sont pas à proprement parler des nutriments, puisqu'elles ne sont pas digérées et que nous ne les assimilons pas. Pour autant, elles demeurent indispensables au processus de digestion.

Nos intestins ne fonctionnent pas de manière autonome, mais en symbiose avec plusieurs éléments extérieurs, dont les fibres.

Ne pas manger assez de fibres force nos intestins à travailler beaucoup plus que nécessaire. Si cette alimentation déséquilibrée se prolonge dans le temps, les conséquences à long terme sont l'épaississement et le durcissement des parois intestinales. Résultat : les intestins souffrent d'un épuisement chronique et se détériorent prématurément.

Par ailleurs, le temps de passage des aliments et des excréments dans les intestins se verra sensiblement rallongé, créant toute une série de dégâts : les mauvaises bactéries commenceront à proliférer, tandis que les déchets s'accumuleront dans le tube digestif.

Les personnes qui ont tendance à émettre des flatulences à l'odeur repoussante sont bien souvent, à l'intérieur, encombrées de déchets issus d'un mauvais fonctionnement digestif. C'est en effet la fermentation de ces déchets, au sein des intestins, qui crée des gaz nauséabonds dont le corps cherche à se débarrasser. De telles flatulences sont donc révélatrices d'une mauvaise hygiène alimentaire.

Les alliés de l'intestin

Nous venons de voir qu'il ne suffit pas qu'un aliment contienne une gamme complète d'acides aminés essentiels pour être considéré comme une « bonne source de protéines ».

Notre nourriture doit, avant tout, être bénéfique pour nos intestins. C'est l'évidence même, puisque ce sont eux qui accueillent et digèrent les différentes substances que nous ingérons.

Les produits d'origine animale sont des ennemis pour nos intestins.

Les aliments ingérés sont décomposés en nutriments, et ceux-ci, qu'ils soient bénéfiques ou nocifs, sont acheminés jusqu'aux cellules *via* le circuit sanguin. Les éléments nocifs, lorsqu'ils s'intègrent aux cellules, finissent par enrayer leur bon fonctionnement.

Bien sûr, il n'y a pas que la viande et les produits d'origine animale qui soient mauvais pour nos intestins. Dans cet ouvrage, cependant, nous nous attarderons particulièrement sur eux, ainsi que sur les produits raffinés, qui sont les plus néfastes pour la santé. On peut donc résumer notre propos en deux points :

1. Tout ce qui est d'origine végétale est à préférer aux aliments d'origine animale.
2. Parmi les aliments végétaux, toujours privilégier les produits bruts sur les produits transformés.

Ainsi, pour illustrer le point 1, nous recommandons de choisir, à la place d'une portion de viande, une portion de haricots secs par exemple, qui apportera autant voire plus de protéines sans détériorer nos organes. Parmi les végétaux qui contiennent le plus de protéines, nous avons le choix non seulement entre les différentes légumineuses (pois chiches, lentilles, haricots rouges…), mais aussi entre tous les dérivés du soja (tofu ferme ou soyeux, yaourts et boissons végétales), les algues, que l'on trouve de plus en plus souvent dans les assaisonnements, les graines (de courge, tournesol, lin…), les fruits à coque (amandes, noix, noisettes…), les céréales (blé, avoine, riz…), et enfin tout simplement dans l'ensemble des fruits et des légumes, bien que la majeure partie des gens l'ignorent encore (les brocolis et les épinards sont d'excellentes sources de protéines).

Si vous souhaitez manger des produits animaux, gardez en tête que le poisson est moins nocif que la viande d'animaux terrestres. En effet, contrairement à cette dernière, qui est saturée de mauvaises graisses, les graisses contenues dans le poisson sont moins nocives pour l'organisme. Une personne consciente des véritables besoins de ses intestins et soucieuse de sa santé privilégiera les aliments selon l'ordre suivant : végétaux > poissons > autres produits d'origine animale.

Concernant le point 2, il est important de comprendre

que moins les végétaux sont transformés, meilleurs ils sont pour notre corps. Le riz ne nous fait profiter de tous ses bienfaits que lorsqu'il est complet, et il en va de même pour le blé.

Il y a à cela plusieurs raisons, et nous développerons tout d'abord celle que nous avons déjà évoquée au sujet de la viande. Les céréales raffinées sont débarrassées de leur son et de leur germe, or, il s'agit justement des parties qui renferment l'essentiel des fibres et des nutriments de la plante. L'ingestion d'aliments sans fibres crée un manque qui s'avère, nous l'avons vu, particulièrement dommageable pour le fonctionnement des intestins. Par ailleurs, sans une présence suffisante de fibres, les sucres sont assimilés anormalement vite, provoquant des pics d'hyperglycémie qui augmentent les risques de diabète.

Les repas composés de viande accompagnée de riz blanc ou de pâtes non complètes sont en réalité de véritables fardeaux pour nos intestins.

Bien sûr, il n'est pas question ici de vous recommander de les éliminer du jour au lendemain, mais plutôt de vous inviter à penser aux enjeux de l'alimentation sur notre santé.

Parmi ces enjeux, l'énergie : ce que nous mangeons devient notre sang, notre chair. Lorsque le processus d'assimilation est perturbé, notre production d'énergie l'est aussi.

À NUTRIMENTS ÉGAUX, LES RÉACTIONS INTESTINALES PEUVENT VARIER DU TOUT AU TOUT

1. Protéines (animales ou végétales ?)

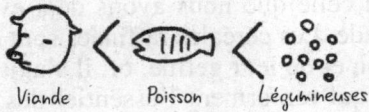

Viande Poisson Légumineuses

2. Sucres (plus ou moins transformés ?)

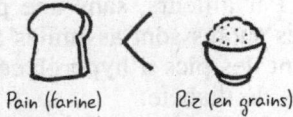

Pain (farine) Riz (en grains)

D'un point de vue strictement diététique, il s'agit des mêmes protéines ainsi que des mêmes sucres. Cependant, en observant les intestins au moment de la digestion, on s'aperçoit que leur réaction diffère radicalement d'un aliment à l'autre. Il devient évident qu'il est contre-productif de ne penser son alimentation qu'en termes de nutriments et de calories. Il est primordial de réfléchir avant tout au processus qui accompagne ces aliments, des intestins jusqu'aux cellules. Ainsi, privilégier le végétal sur l'animal et les grains sur les farines participe de ces choix à opérer en conscience, pour préserver son capital santé.

N'avez-vous jamais eu la sensation d'être en panne d'énergie après un bon repas ? Tout ce que nous ingérons n'est pas dépensé sous forme d'énergie. Ce qui n'est pas transformé forme un surplus qui, lorsqu'il s'amasse, finit par ralentir l'activité cellulaire. Cela se traduit par des sensations de lourdeur dans les membres ainsi que des états de fatigue et de démotivation constante. Par ailleurs, plus on mange d'aliments inutiles, moins on en mange d'utiles, et le manque énergétique se traduira par une envie immédiate de grignoter.

Certains d'entre nous seraient alors tentés, en guise d'en-cas, de se précipiter sur les biscuits et autres friandises chocolatées... Malheureusement, cela ne ferait qu'alourdir le fardeau qui pèse sur nos intestins, puisque ces douceurs sont bourrées de sucre raffiné.

En s'intéressant au fonctionnement des intestins, on comprend bien mieux pourquoi, à notre époque, de plus en plus de personnes souffrent d'obésité et d'autres problèmes de santé liés au syndrome métabolique.

En soixante ans à peine, dès la fin de la Seconde Guerre mondiale, nous sommes passés d'une alimentation saine à une alimentation inadaptée. Et aujourd'hui, nous en payons les conséquences.

La santé des intestins influe sur notre humeur

Il existe un lien réel entre notre état d'esprit et l'état de nos intestins. Quiconque souffre de constipation et de ballonnements devient irritable et voit ses capacités de concentration diminuer. La médecine asiatique ancestrale a toujours pris au sérieux ce rapport direct entre santé intestinale et bien-être psychologique.

Considérer que l'esprit réside uniquement dans la tête, c'est oublier à quel point le ventre influe sur notre moral.

Cela apparaît dans nos expressions langagières : imaginez votre esprit accaparé par un problème qui vous tracasse depuis des jours. Soudain, la solution vous apparaît et tout s'éclaire... Vous vous sentez alors « soulagé(e) » de ce poids sur votre conscience.

De la même manière que lorsque l'on se rend aux toilettes, on se « soulage ».

À l'inverse, ce qui nous encombre l'esprit pèse jusque dans nos intestins. C'est avant tout avec le ventre qu'il faut tenter de dénouer nos problèmes, ce qui est impossible si l'on est convaincu que toute notre psychologie se joue au niveau du cerveau. Si l'on veut réfléchir sans encombre, mieux vaut ne pas avoir l'appareil digestif encombré.

Tandis que l'hésitation naît de la réflexion, la décision naît au cœur de nos tripes.

Il n'est pas difficile d'imaginer à quel point une mauvaise santé intestinale peut influencer notre esprit et nous rendre anxieux, à quel point le choix de nos aliments est déterminant pour notre bien-être psychologique.

Les moines zen constituent le meilleur exemple de cette saine hygiène de vie. Leur nourriture, exclusivement végétale, ne contient aucun apport d'origine animale. Par ailleurs, ils ont pour habitude de manger peu. Cette discipline doit leur apporter, grâce à un système digestif en parfaite santé, l'équilibre spirituel nécessaire à la méditation. L'alimentation constitue donc en soi l'un des socles de leur pratique.

À l'opposé de la philosophie zen, certains d'entre nous placent volontiers la force physique en avant, parfois persuadés de trouver dans la nourriture d'origine animale une source de combativité utile pour « vaincre », que ce soit dans le monde du travail ou du sport…

Au Japon, nous avons depuis toujours porté une attention particulière au « raffinement », une philosophie de vie que l'on peut considérer comme une véritable force. Dans le bouddhisme zen, cela peut se comparer à l'état d'esprit d'« ouverture », qui mène à l'éveil.

Ces considérations ne relèvent pas seulement de la théorie pure. On peut décider de vivre non plus en jugeant le monde qui nous entoure selon l'opposition gagnants-perdants, mais en établissant un équilibre de vie adapté à son propre développement personnel. Il est pour cela nécessaire de comprendre où se trouve le siège notre psychisme ; or, d'un point de vue physiologique, c'est au cœur des intestins que nous allons le trouver.

UN MONDE DÉBARRASSÉ DE L'ANTAGONISME GAGNANTS-PERDANTS

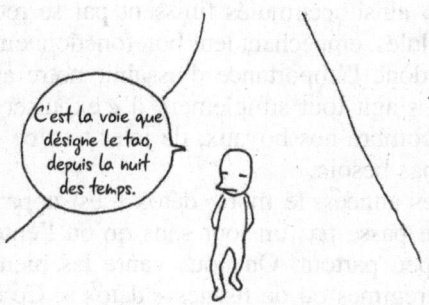

La force physique ne présage en rien de la force de l'esprit. Si elle peut permettre de remporter une victoire ou de réussir, elle n'est d'aucune aide pour trouver la sérénité. La clé de la paix de l'âme réside dans la santé des intestins.

Comment nettoyer ses intestins

Nous avons compris au cours de ce chapitre à quel point nos organes digestifs influent sur notre corps tout entier. Dès lors, il devient évident que la médecine diététique passe à côté du critère alimentaire le plus essentiel : le bon fonctionnement des intestins. Nutriments et calories, sur lesquels elle n'a cessé de porter son attention, ne sont rien de plus que de simples valeurs numériques. À quoi bon manger un aliment bourré de bons nutriments, si l'intestin le digère mal ? Ou pire, s'il a des effets dangereux sur la santé ?

Vous ressentirez très vite les effets bénéfiques d'une alimentation sans viande, composée de légumes, féculents, graines et céréales complètes. Cependant, ce n'est pas tout ce que vous pouvez faire pour améliorer votre santé.

Dans leur labeur quotidien, les intestins s'encrassent. Les « déchets » ainsi accumulés finissent par se retrouver dans les cellules, empêchant leur bon fonctionnement. On comprend donc l'importance d'assainir notre appareil digestif. Il s'agit tout simplement d'« expulser » le surplus qui encombre nos boyaux, de jeter tout ce dont nous n'avons pas besoin.

Ces dernières années, le mot « détox » est apparu et depuis, il ne se passe pas un jour sans qu'on l'entende ou le lise un peu partout. On nous vante les bienfaits d'aliments, de régimes ou de tisanes « détox ». Ce qu'il faut savoir, c'est que « détoxifier » est tout simplement la contrepartie naturelle de « s'alimenter ».

Si vous avez déjà eu un livre de diététique entre les mains, je suis sûr que vous avez dû y lire le mot « manger », ainsi que tous ses synonymes, un grand nombre de fois. Mais avez-vous trouvé beaucoup de synonymes d'« expulser » ? Il y a fort à parier que non, bien qu'il s'agisse d'un impératif biologique au moins tout aussi important.

Dès lors, quels moyens avons-nous à notre disposition pour assainir nos organes digestifs ?

J'aimerais tout d'abord vous parler du jeûne. Entendons-nous bien : il ne s'agit absolument pas d'un refus prolongé de s'alimenter, ce qui serait dangereux pour la santé. Aux antipodes d'un quelconque régime, le but du jeûne n'est pas de perdre du poids, mais de permettre aux organes digestifs de se reposer.

Ce temps de repos est une véritable cure pour les intestins, qui en ressortent en pleine forme, prêts à fonctionner de manière optimale. Parmi les différents types de jeûne, je tiens à vous présenter celui prescrit par le Dr Shinya, dont nous avons parlé un peu plus haut, et qui se déroule selon les quatre principes suivants :

1. Le soir, ne pas manger au-delà de 20 heures.
2. Au réveil, boire une grande quantité d'eau.
3. Le matin, se nourrir de fruits de saison.
4. Ne rien ingérer de cuit jusqu'au repas de midi.

En ce qui concerne le deuxième point, il est recommandé de boire de l'eau minérale, c'est-à-dire celle que vous trouvez dans le commerce, le plus souvent en bouteille. Buvez environ un demi-litre d'eau, en plusieurs fois, dans la matinée.

Les fruits n'infligent qu'un fardeau minimal à nos intestins. En effet, leur forte teneur en enzymes facilite grandement leur absorption. Par ailleurs, ils contiennent des vitamines et des minéraux en grandes quantités. Les fruits sont donc une véritable panacée, aussi bien pour la digestion que pour l'assimilation et l'excrétion. Avec leur passage, l'appareil digestif se repose et s'assainit. Une bonne hygiène de l'intestin doit donc passer par ces périodes de jeûne, aussi utiles et naturelles que le fait de sortir les poubelles.

Si l'on suit ces prescriptions, le jeûne dure environ 16 heures, ce qui représente tout de même les deux tiers de notre journée. Après chaque période de repos, l'appareil digestif recouvre son entière capacité et peut fonctionner à plein régime.

COMMENT BIEN JEÛNER LE MATIN

1. La veille : si possible, faire en sorte de ne plus rien manger après 20 heures. Si l'on ne peut échapper à un repas après 20 heures, limiter les dégâts en choisissant des aliments faciles à digérer, que l'on prendra le temps de mastiquer longuement.

2. Dans la matinée : ne rien manger de cuit. Dès le lever, commencer à boire entre 300 et 500 millilitres d'eau minérale.

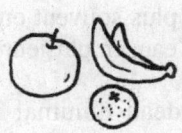

3. Au besoin, se limiter à quelques fruits, en quantité modérée. On peut tout à fait mixer fruits et légumes pour obtenir de délicieux jus. Par exemple, mixez 200 millilitres d'eau avec une pomme, une banane, une carotte et quelques feuilles d'épinard.

En ce qui concerne le déjeuner et le dîner, nous ne saurions trop recommander le régime japonais (dont il sera question plus amplement dans le chapitre 2). Par ailleurs, tentez le plus possible d'avoir les yeux plus petits que le ventre, c'est-à-dire d'arrêter de manger avant de parvenir à l'état de satiété (à 80 % environ de la sensation d'estomac « bien rempli »). Ces habitudes ne se prennent pas en un jour, mais petit à petit, elles s'installent et changent notre comportement. La mise en place du jeûne, au début, peut s'accompagner de nervosité : tentez de contrôler cette sensation. Par ailleurs, boire un demi-litre d'eau avant chaque repas est tout à fait recommandé afin d'éliminer les toxines. Attention : le thé, le café, les sodas, l'alcool ainsi que les jus de fruits (même « purs ») ne sont pas à privilégier.

Les bienfaits du jeûne

Les périodes de jeûne ne sont pas bénéfiques seulement pour les intestins, mais aussi pour le corps tout entier.

Ces dernières années, la recherche médicale s'est beaucoup concentrée sur le fonctionnement interne des cellules. Parmi les découvertes récentes, il en est une qui nous concerne tout particulièrement : les périodes de jeûne permettent aux cellules de se débarrasser efficacement des « déchets » qui les encombrent.

Concrètement, ces « déchets » sont des molécules de protéines « défectueuses », qui n'ont pas pu être synthétisées. En effet, toutes les protéines que nous ingérons sont cassées, au cours de la digestion, pour former des acides aminés. C'est dans les cellules que ces acides aminés sont ressoudés sous forme de molécules de protéines, la matière première de nos organes et de tout notre corps. Si ces morceaux de protéines défectueuses s'amassent dans les cellules, ils finissent par gêner leur fonctionnement.

C'est ici qu'intervient le phénomène d'« autophagie », un ingénieux système de recyclage qui se déclenche lorsque nous avons l'estomac vide. Un cycle d'autophagie permet de casser à nouveau les protéines défectueuses à l'intérieur même des cellules. Les molécules retournent à l'état d'acides aminés avant d'être réassemblées sous forme de protéines neuves, bien utilisables cette fois.

L'AUTOPHAGIE, UN SYSTÈME QUI PERMET DE RESTER EN FORME

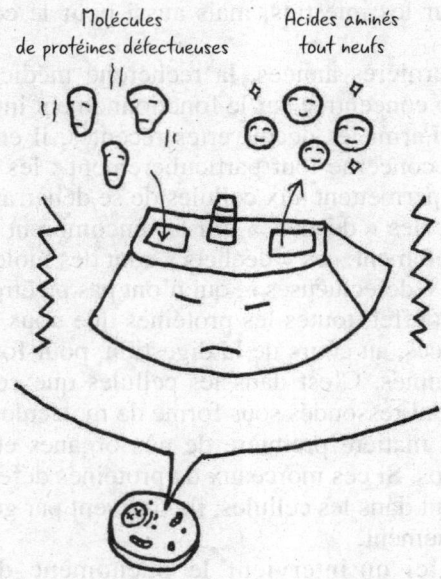

L'autophagie, stimulée durant une période de jeûne, permet d'éliminer les protéines inutiles en les recyclant. Ce fabuleux système de nettoyage, qui peut se déclencher dans toutes nos cellules, est un de nos plus précieux alliés pour garder la forme.

Ne pas manger permet de nettoyer ses cellules tout en provoquant la création de nouveaux matériaux de construction de notre organisme.

À l'inverse, si l'on mange trop souvent, les déchets s'amoncellent non seulement dans nos intestins, mais aussi dans nos cellules, dont les cycles d'autophagie ne trouvent jamais le temps de se déclencher. Dès lors, même avec l'alimentation la plus équilibrée qui soit, toute production d'énergie se retrouve sérieusement gênée.

À quoi ressemble, d'un point de vue gastro-entérologique, la matinée idéale d'une personne active lambda, dont le travail commence à 8 heures ? Elle se lève à 6 heures, boit de l'eau, avale tranquillement quelques fruits et a l'habitude d'aller aux toilettes pour la grosse commission avant de partir.

Ce dernier point est important : vider ses intestins le matin, c'est leur faciliter le travail de la journée à venir. La digestion et l'assimilation des nutriments s'en verront grandement améliorées. Cela aura donc un impact direct sur l'énergie et le tonus avec lesquels nous passerons les prochaines vingt-quatre heures !

S'il est recommandé de garder l'estomac vide jusqu'au repas de midi en n'absorbant que de l'eau, dans les faits cela s'avère très difficile à suivre pour une partie d'entre nous. Voilà pourquoi nous proposons un petit déjeuner frugal, composé de deux ou trois fruits faciles à digérer comme la banane, ou d'un grand verre de jus frais de fruits et légumes crus.

Lorsque nos intestins et nos cellules sont encombrés de déchets, c'est dans plusieurs domaines qu'il nous devient compliqué de faire front. Nous manquons non seulement d'énergie, mais aussi de lucidité et ne parvenons qu'avec peine à nous concentrer ou à adopter un avis objectif. Puisque notre cerveau est constitué de cellules, on saisit toute l'importance de veiller à la propreté de celles-ci. Les informations qui nous entourent, tout comme nos aliments, ont besoin d'être assimilées par un organe en bonne santé.

Si nos intestins et nos cellules ont le temps de se régénérer, alors nos facultés de compréhension sont améliorées.

Ne pas se nourrir le matin est important pour optimiser nos performances cérébrales. C'est le premier pas vers une cohabitation sereine avec nos intestins.

Bien comprendre les besoins et le fonctionnement de son appareil digestif et agir en conséquence, c'est renouer avec notre *moi* intérieur, avec nos émotions. C'est savoir avec précision, à l'instant T, ce que nous ressentons.

Pour profiter de tout le potentiel de l'intelligence de nos intestins, pour jouir d'une santé physique et morale à toute épreuve, il est nécessaire de changer quelques habitudes. Être en accord avec son corps, c'est un nouveau style de vie à découvrir. Inutile de s'affoler, cependant : c'est le premier pas qui compte. Chaque étape, chaque progrès sera très vite couronné de résultats qui vous satisferont pleinement.

Il suffit bien souvent de prêter attention à l'invisible, à ce fonctionnement qui nous gouverne de l'intérieur, pour comprendre ce que nous devons faire.

Continuons donc notre voyage vers la connaissance de nos organes internes.

À *retenir du chapitre 1*

1. Si nos intestins sont en bonne santé, nos cellules le sont aussi.

2. Lorsque nos cellules fonctionnent au mieux, nos capacités cérébrales s'améliorent.

3. La santé des intestins passe avant tout par l'alimentation.

4. Les aliments bénéfiques aux intestins le sont aussi aux cellules et au cerveau.

5. Notre moral dépend de l'état de notre appareil digestif.

6. « Éliminer » (« détoxifier ») est tout aussi important que « manger ».

2

Une alimentation simple, tout au long de la vie

Qu'est-il advenu de la légendaire santé des japonais ?

Dans ce chapitre, je vous propose un petit voyage dans le temps en nous installant à la table des Japonais d'autrefois. Nous verrons quels enseignements nous pourrons tirer de leur art de vivre.

Comme vous l'aurez deviné, il s'agit avant tout d'alimentation. Il est grand temps de ressortir notre credo : *Nous sommes ce que nous mangeons.*

Les gens choisissent-ils, de nos jours, leurs aliments en fonction de ce qui est bon pour leurs intestins ? Font-ils attention à leur santé en facilitant le travail du système digestif dans son ensemble ?

Dès la fin de la Seconde Guerre mondiale, le Japon a connu un essor économique soudain. Une grande partie de ce qui compose notre vie quotidienne actuelle s'est constituée à cette époque, dans un laps de temps très court. Une telle fulgurance est probablement unique dans l'histoire mondiale.

Comment expliquer, dès lors, que le peuple japonais soit aujourd'hui confronté à un état de stagnation, dont il a bien de la peine à s'extraire ? Pourquoi ne trouvons-nous pas l'énergie nécessaire pour abattre les murs qui nous enferment dans la situation actuelle ?

Beaucoup de choses ont été dites à ce sujet, mais force est de constater que l'impulsion indispensable à l'évolution de nos idées ainsi que la capacité à imaginer une nouvelle société nous font défaut.

La cause n'est pas à chercher plus loin que dans nos assiettes. Ce que nous mangeons influe sur nos intestins, nos cellules, notre cerveau, nos idées.

Lorsque la qualité de notre alimentation se détériore, celle de nos cellules connaît le même sort. Alors c'est tout un peuple, constitué de ces cellules affaiblies, qui doit faire face à une baisse de performances...

Il est important, pour chacun d'entre nous, de se consacrer à recouvrer sa propre santé.

Ainsi, il nous sera possible de poser sur le monde qui nous entoure un regard neuf. Bien avant les débats interminables pour sortir de la crise, le changement d'alimentation est la condition obligatoire pour ne pas continuer de sombrer dans la fatigue et le manque de vitalité.

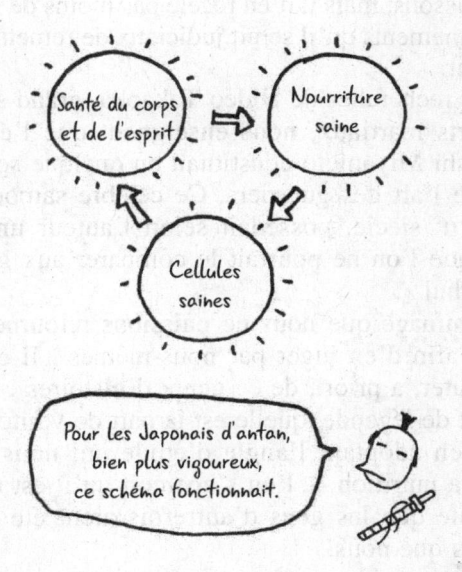

L'ALIMENTATION A-T-ELLE DÉROBÉ LA SANTÉ DES JAPONAIS ?

Santé du corps et de l'esprit → Nourriture saine → Cellules saines

Pour les Japonais d'antan, bien plus vigoureux, ce schéma fonctionnait.

Repenser, réinventer la société... Comment y parvenir sans changer le premier de ses rouages, c'est-à-dire l'alimentation de tous les individus qui la composent ? Recouvrer la santé, c'est reprendre les rênes de son destin.

Nous avons tendance à imaginer nos ancêtres, qui vivaient à une époque moins faste, trop peu nourris et avec des aliments inadaptés à leurs besoins. C'est une erreur : l'histoire montre au contraire que leur alimentation était nettement supérieure, en termes de qualité, à la nôtre.

Nos standards de vie ont opéré un tournant durant la longue période de prospérité que fut l'époque d'Edo (de 1600 à 1868). Le Japon d'avant cette période n'a plus grand-chose en commun avec celui que nous connaissons, mais il n'en recèle pas moins de nombreux enseignements qu'il serait judicieux de remettre au goût du jour.

Les recherches de Hideo Takaoka, grand spécialiste des arts martiaux, nous enseignent que l'époque de Musashi Miyamoto constituait en quelque sorte l'apogée de l'art des guerriers. Ce célèbre samouraï, mort au XVIIe siècle, possédait selon l'auteur une « force telle que l'on ne pourrait le comparer aux gens d'aujourd'hui ».

Dommage que nous ne puissions retourner dans le passé afin d'en juger par nous-mêmes ! Il est naturel de douter, a priori, de ce genre d'histoires : quelle est la part de légende, quelle est la part de vérité ? Cependant, en adoptant l'angle d'étude qui nous intéresse ici – la nutrition –, l'on s'aperçoit qu'il est tout à fait crédible que les gens d'autrefois aient été bien plus solides que nous.

Les repas de Musashi Miyamoto

Bien sûr, il ne s'agit pas de s'intéresser uniquement à ce personnage historique, mais à ce que mangeaient les gens de son époque, celle des Provinces en guerre (*Sengoku-jidai*, XVe-XVIe siècle). Musashi comptait parmi ses contemporains un grand nombre de guerriers légendaires : Hideyoshi Toyotomi, Nobunaga Oda, Ieyasu Tokugawa, Shingen Takeda, Kenshin Uesugi...

Leurs capacités intellectuelles, psychologiques et

physiques pourraient sans conteste les propulser au rang des plus grands athlètes de notre époque. La source de leur vigueur, c'était l'alimentation.

Celle-ci a commencé à changer au cours de l'époque d'Edo, et le plus regrettable de ces changements s'est appliqué au riz.

En effet, lorsque le pays est entré dans une période de stabilité, au début du XVIIIe siècle, la mode du riz blanc s'est étendue à toute la capitale.

La présence du riz blanc à la table des classes populaires (bourgeoises, pour la plupart) était la marque d'un certain niveau de vie, un luxe quotidien que tout le monde ne pouvait encore s'accorder. Mais ce signe extérieur de richesse ne fut pas sans répercussions sur notre santé.

Que mangeaient les gens, avant ? La même céréale que nous aujourd'hui : du riz, mais non séparé du son et du germe qu'il contient naturellement. Puisque toutes les vitamines et tous les minéraux essentiels se trouvent dans le son et le germe, raffiner les céréales n'est pas un choix anodin : la santé s'en trouve directement impactée.

Les conséquences ne se sont pas fait attendre : dès le début de l'époque d'Edo, une augmentation sans précédent des cas de béribéri s'est observée dans les villes.

Le béribéri est à l'origine de troubles neurologiques qui occasionnent un gonflement et un engourdissement des jambes, un état de lassitude extrême et enfin une insuffisance cardiaque conduisant à la mort du malade. Durant la guerre russo-japonaise (de 1904 à 1905), sur 48 000 victimes, 37 000 le furent hors combat, dont 28 000 des suites du béribéri. La cause de la maladie était encore inconnue à l'époque : c'était une carence en vitamine B1, qui se trouve dans le son de riz.

En bannissant le riz complet de leurs bols, les Japonais se sont condamnés à vivre avec une carence chronique en vitamine B1.

La plupart des soldats engagés dans la guerre contre la Russie étaient des jeunes gens venus des campagnes. Pour ces paysans, pouvoir manger quotidiennement du riz blanc, symbole d'opulence, devait être d'un rare réconfort.

Les samouraïs, à l'époque des Provinces en guerre, avaient certes droit à des repas moins sophistiqués et plus modestes, mais leur nourriture les maintenait en forme, et pour longtemps. Sous les lourdes cuirasses, les corps étaient vigoureux, et bien sûr personne n'avait à se soucier d'un manque de vitamine B1.

Par conséquent, à l'époque d'Edo, les paysans et les personnes les moins aisées, qui se nourrissaient encore de mets simples, jouissaient d'une meilleure alimentation et d'une plus grande vitalité que les classes nanties. Et, a fortiori, d'une meilleure alimentation que nous-mêmes, aujourd'hui, qui avons bien du mal à nous représenter la vigueur et la force dont devaient faire preuve les samouraïs et les shôgun d'un autre temps...

La révolution du riz blanc et de la viande

« Certes, mais le béribéri, c'est de l'histoire ancienne », me direz-vous.

En effet, la vitamine B1 se trouve dans d'autres aliments, graines et fruits secs en particulier, mais aussi dans la viande de porc et l'anguille, par exemple. La consommation de viande ayant augmenté depuis la fin de la Seconde Guerre mondiale, le nombre de personnes atteintes de béribéri n'a cessé de chuter. Cependant, du point de vue de nos intestins, consommer des produits carnés est une fausse solution.

Comme nous l'avons vu dans le chapitre précédent, la viande ne contient pas de fibres. Consommée quotidiennement, elle s'amasse dans les intestins, provoquant une détérioration des organes digestifs.

Si le béribéri a reculé de manière spectaculaire au sortir de la guerre, les polypes et cancers du côlon, maladies jusque-là quasiment inconnues au Japon, ont alors fait une entrée fracassante dans les statistiques. En quelques décennies, le cancer du côlon est devenu l'une des premières causes de mortalité chez les femmes, ce qui aurait été impensable avant-guerre.

Par ailleurs, passer à un régime carné crée inévitablement un apport en graisses non négligeable. Les graisses animales contiennent des acides gras saturés, une famille de lipides dont nous n'avons pas besoin puisque nous pouvons les synthétiser nous-mêmes.

Que se passe-t-il lorsque l'on ingère continuellement une substance dont nous n'avons pas besoin ? Le corps ne parvient plus à l'éliminer et les surplus s'amoncellent.

Le même phénomène survient lorsque l'on choisit de manger les mauvais glucides. Pains et pâtes non complets, riz blanc... toutes ces céréales raffinées sont autant de sucres rapides qui, s'ils ne sont pas dépensés, s'accumulent sous forme de graisse. De plus, comme ces aliments sont dépourvus de vitamines et de minéraux, le corps détecte des carences, dont le signal d'alarme se traduit en nouvelles envies de manger. Résultat : on mange trop, et trop souvent.

UNE CÉRÉALE COMPLÈTE ET UNE CÉRÉALE RAFFINÉE

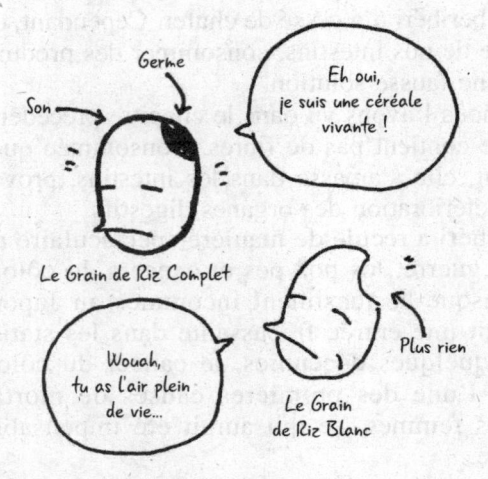

Son → Germe →

Eh oui, je suis une céréale vivante !

Le Grain de Riz Complet

Wouah, tu as l'air plein de vie...

Plus rien →

Le Grain de Riz Blanc

Comparatif des apports nutritionnels :

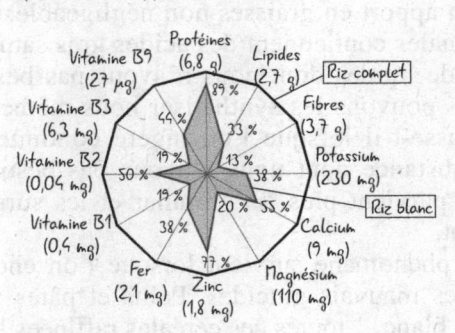

- Protéines (6,8 g) : 89 %
- Lipides (2,7 g) : 33 %
- Fibres (3,7 g) : 13 %
- Potassium (230 mg) : 38 %
- Calcium (9 mg) : 55 %
- Magnésium (110 mg) : 20 %
- Zinc (1,8 mg) : 77 %
- Fer (2,1 mg) : 38 %
- Vitamine B1 (0,4 mg) : 19 %
- Vitamine B2 (0,04 mg) : 50 %
- Vitamine B3 (6,3 mg) : 19 %
- Vitamine B9 (27 µg) : 44 %

Riz complet / Riz blanc

D'après le « Tableau des valeurs nutritionnelles des aliments du Japon », analyse pour 100 grammes de riz.

• Chiffres tirés de l'ouvrage de Yôji Nagahama, *Comment renforcer son métabolisme naturel*, aux éditions Gijutsu Hyôron. Vous trouverez différentes sortes de riz, du complet jusqu'au parfaitement blanc en passant par le partiellement poli. Il suffit de jeter un œil au diagramme ci-dessus pour comprendre à quel point la céréale complète surpasse la céréale raffinée en termes de qualité nutritionnelle.

Graisses animales et céréales raffinées sont donc les deux piliers des grands maux de nos sociétés modernes, c'est-à-dire l'état de « syndrome métabolique » (qui regroupe tous les symptômes propices à déclencher de graves maladies cardio-vasculaires) et l'obésité. Bien plus qu'un excédent de calories, c'est un mauvais choix d'aliments qui est à l'origine de ces problèmes de santé.

Un repas constitué de céréales raffinées et de viande n'apporte rien en comparaison d'un repas inspiré des traditions culinaires japonaises ancestrales.

Ne trouvez-vous pas qu'il est bien plus judicieux de manger les aliments avec tous leurs nutriments naturels, plutôt que de manger leurs versions carencées, et de se supplémenter en vitamines et minéraux avec d'autres aliments ?

Pourtant, la diététique actuelle laisse entendre que ce qui manque ici peut être rattrapé là, puisque l'important est d'avoir un tableau d'apports nutritionnels bien rempli, peu importe la manière. Les diététiciens oublient trop souvent qu'en biologie, une somme d'éléments ne constitue pas forcément un tout.

Lorsque l'on se borne à compter les calories et les vitamines, on perd de vue l'essentiel : notre nourriture appartient au domaine du vivant.

J'aurai l'occasion d'y revenir dans cet ouvrage, mais il est important de garder à l'esprit que ce qui nous soutient et nous donne la force d'avancer chaque jour n'est rien d'autre que la vie elle-même – et c'est bien elle que l'on puise dans notre alimentation.

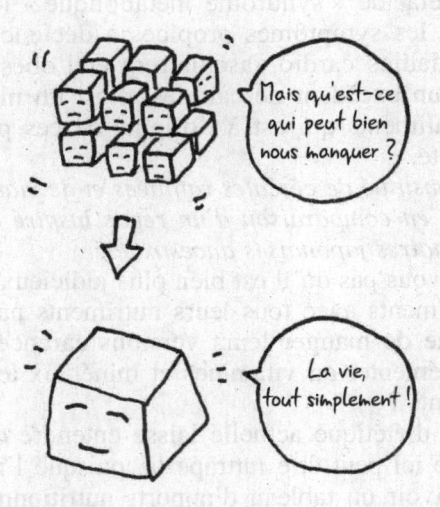

UNE SOMME D'ÉLÉMENTS NE CONSTITUE PAS FORCÉMENT UN TOUT

Mais qu'est-ce qui peut bien nous manquer ?

La vie, tout simplement !

Il est illusoire de chercher à compléter les apports en nutriments d'un aliment par le biais de plusieurs. Ce faisant, on perd l'élément primordial de notre alimentation : la vie. Puiser ses nutriments au plus près de leur source (c'est-à-dire, dans les aliments entiers) n'a pas les mêmes effets que se borner à reconstituer un tableau des valeurs nutritionnelles.

Consommer des céréales complètes est déjà une excellente initiative pour notre santé, même si l'on peut encore faire attention à leur forme. Les aliments à base de farine comme les pâtes ou le pain, même complets, sont moins vivants que les grains de riz ou de blé directement consommés sous leur forme originale.

Nourries de mauvais aliments, d'aliments trop raffinés et trop transformés, nos sociétés modernes ont oublié que leur alimentation doit avant tout être vivante, et font face à une avalanche de problèmes de santé ainsi qu'à un manque de vitalité global.

Le régime japonais : un trésor de bienfaits

Certains d'entre vous se demandent peut-être : « Si l'on ne peut plus manger de riz blanc, de pâtes ni de viande, que reste-t-il donc ? » C'est la question à laquelle nous allons répondre ici.

Le repas traditionnel japonais est décrit ainsi : « Un bouillon, un légume de saison. » Il s'agit tout simplement des accompagnements du plat principal, constitué d'un bol de riz ou de toute autre céréale, et c'était autrefois tout ce qui constituait le repas. Il arrivait parfois qu'un peu de poisson ou quelques coquillages soient servis ; le repas traditionnel japonais n'en reste pas moins des plus modestes, n'est-ce pas ?

Au point que l'on peut se demander, de nos jours, si l'on peut réellement être en forme avec si peu... Inquiétudes qui feraient bien rire notre samouraï Musashi et ses contemporains, pour qui ce repas était l'ordinaire.

Que ce soit pour le shôgun ou les petites gens, les occasions de manger des protéines animales étaient rares, ce qui ne les empêchait point de faire preuve d'une forme et d'une vigueur impressionnantes !

François Xavier, missionnaire jésuite, écrit ceci dans ses *Lettres du Japon* :

« Les Japonais ne tuent ni ne mangent le bétail. Il arrive qu'un peu de poisson soit servi sur les plateaux, en accompagnement de riz ou de blé, mais rien de plus.

« Ils se nourrissent de légumes en abondance et de fruits variés. Et ce peuple, qui jouit d'une vigueur surprenante, compte dans ses rangs nombre de vieillards d'un grand âge. »

Le médecin allemand Erwin Bälz, qui enseigna à l'université de Tôkyô à partir de 1876, fut quant à lui frappé par l'endurance des tireurs de pousse-pousse qui, de Nikkô, pouvaient rallier la capitale sans une halte. S'intéressant au régime de ces athlètes, il découvrit qu'ils mangeaient très simplement et que leurs repas se composaient principalement de « riz, d'orge, de patates et de bulbes de lys blancs ».

Dans son récit, il n'est pas précisé que les céréales des coureurs étaient complètes, mais l'inverse est très peu vraisemblable. Pour des raisons économiques d'abord, et... comment imaginer un tireur de pousse-pousse en pleine forme atteint de béribéri ?

Déconcerté par le résultat de ses recherches, Bälz, fort des connaissances en diététique de l'époque, tenta même l'expérience suivante : nourrir l'un des coureurs avec de la viande de bœuf. Le pauvre homme, sur les mêmes distances, s'est très vite trouvé à court d'énergie. Il stoppa net l'expérience au bout de trois jours.

Si la soudaineté de ce changement de régime peut aussi expliquer la baisse de performance du coureur, il est avéré que manger de la viande a un impact direct sur l'énergie dont nous disposons. Les protéines animales sont certes utilisables pour constituer notre corps, mais elles s'accompagnent de toute une série de substances inutiles qui deviennent autant de fardeaux pour l'organisme.

Grâce aux progrès de la médecine et à un meilleur niveau de vie, les gens de nos jours sont devenus plus grands et vivent plus longtemps. Mais, paradoxalement, ils manquent d'énergie et d'endurance...

En soixante ans à peine à partir de 1945, les Japonais ont perdu de vue la composante majeure de leur santé : le lien entre l'alimentation et la vitalité des intestins.

Nos aliments, notre énergie

Nous avons vu à quel point le passage du riz complet au riz blanc a profondément changé les habitudes alimentaires des Japonais. Ce tournant, amorcé au cours de l'époque d'Edo, s'est généralisé à partir des années 1950. Pourtant, dès la fin des années 1930, on commençait à comprendre que le béribéri était dû à une déficience en vitamine B1. Aussitôt, des débats fleurirent à travers tout le pays, auxquels participèrent médecins, nutritionnistes et chercheurs, sur le thème « Que faut-il manger ? » On avança qu'il faudrait moins polir les grains de riz, afin de laisser plus ou moins de son, ou bien encore enlever tout le son, pour retrouver le goût précieux du riz blanc, mais en laissant le germe intact.

Dans son ouvrage *Le Régime japonais et la stratégie alimentaire américaine*, Takeo Suzuki raconte ces débats autour de l'assiette :

« Dans cette effervescence d'idées nouvelles, il ne fut pas un seul savant pour défendre les qualités du riz blanc, entièrement raffiné. De même, personne ne contesta le fait que l'alimentation japonaise de base devait reposer sur le riz. »

Au fil des millénaires, depuis une époque où le Japon

n'était encore qu'une minuscule province perdue au milieu de l'archipel jusqu'à aujourd'hui, le riz, ce « grain de vie », a su garder sa place de prédilection à notre table.

Lorsque la qualité du riz se détériore, c'est toute notre vie qui en subit les conséquences.

Finalement, nous perdîmes la guerre. Et dans le chaos sans précédent que connut la société, on ne pensa plus qu'au goût et à la facilité des nouveaux procédés d'obtention du riz blanc. Ce dernier revint donc sur nos tables.

Très vite, même le riz blanc commença à être éclipsé : le pain, produit à partir de farine importée des États-Unis, fut introduit dans les cantines et, bientôt, dans tout le pays. À l'époque, on appelait cela la « réforme nutritionnelle ». Mais était-ce véritablement un progrès ?

On sait que, dans les années qui suivirent, les cancers, maladies cardio-vasculaires, allergies, dépressions et autres pathologie psychiatriques entamèrent une progression spectaculaire.

Malheureusement, ni la médecine ni la diététique de l'époque ne furent capables d'endiguer le mouvement.

Beaucoup de gens pensent que le riz complet est moins goûteux que le riz blanc et plus difficile à préparer. Or, le riz complet est tout à fait savoureux et pas du tout « dur », comme on pourrait le croire. De plus, de nos jours, avec les autocuiseurs et les fonctions de plus en plus performantes qu'ils proposent, les soucis de cuisson relèvent de l'histoire ancienne.

Si nous avons beaucoup parlé du riz jusqu'ici, j'aimerais maintenant attirer votre attention sur ses accompagnements. Comparés à ceux d'avant-guerre, les fruits et légumes dont nous disposons aujourd'hui contiennent bien moins de vitamines et de minéraux. Or, on ne peut s'en passer, sans compter qu'ils aident à la circulation de l'oxygène dans notre corps.

Amoindrissement des vitamines et minéraux → ralentissement de la circulation de l'oxygène.

En faisant le choix du faste au détriment du nourrissant, nous sommes devenus plus faibles.

Il est indispensable de se rendre compte que notre alimentation actuelle, si elle fournit des calories en abondance, manque cruellement de nutriments et de vie.

Bien sûr, la qualité des céréales que nous mangeons n'est pas la seule et unique composante de notre santé, mais il est très important d'en tenir compte.

Vous souhaitez en savoir plus sur la composition idéale de vos repas ? Le chapitre 5 vous éclairera.

CONSEIL POUR LA PRÉPARATION D'UN DÉLICIEUX RIZ COMPLET

L'important est de laisser le grain germer avant la cuisson. Non seulement ce procédé le rend plus tendre, mais il permet aussi de décomposer l'acide phytique, substance qui inhibe l'absorption de minéraux. Ainsi, nous profitons intégralement de tous les bienfaits du grain vivant. Le mode « Riz complet » des autocuiseurs à riz permet de préparer sans peine un mets délicat, bien loin du goût râpeux que certains lui reprochent.

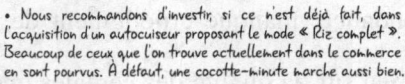

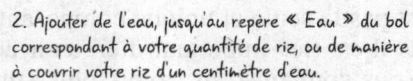

1. Versez le riz (environ un verre pour deux personnes) dans le bol de l'autocuiseur.

- Nous recommandons d'investir, si ce n'est déjà fait, dans l'acquisition d'un autocuiseur proposant le mode « Riz complet ». Beaucoup de ceux que l'on trouve actuellement dans le commerce en sont pourvus. À défaut, une cocotte-minute marche aussi bien.

2. Ajouter de l'eau, jusqu'au repère « Eau » du bol correspondant à votre quantité de riz, ou de manière à couvrir votre riz d'un centimètre d'eau.

- L'eau ne se troublant pas au contact du riz complet, il est inutile de le rincer comme on fait avec le riz blanc.

3. Lancer la cuisson et attendre le résultat !

- Grâce à la fonction « Timer », on peut commander dès le matin un riz complet à la cuisson parfaite pour le dîner.
- Si possible, ne pas oublier de faire tremper le riz toute une nuit avant de le mettre dans l'autocuiseur. Le germe du grain de riz, long de moins d'un millimètre, se distinguera à peine mais la teneur en minéraux du repas en sera sensiblement améliorée.

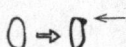

Mode « Riz complet »

Le germe doit faire à peu près cette taille.

La préparation du riz complet diffère quelque peu de celle du riz blanc, mais elle n'est pas plus compliquée pour autant. Si vous hésitez entre plusieurs variétés de riz complet, ne vous focalisez pas uniquement sur le prix. La santé n'est pas négociable, c'est pourquoi je vous recommande de choisir des riz issus de l'agriculture biologique, ainsi que ceux dont vous découvrirez qu'ils germent plus facilement. Sachant qu'une même variété de riz peut avoir des qualités variables selon la région où elle est récoltée. Rien ne remplacera votre propre expérience !

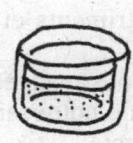

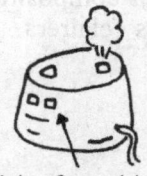

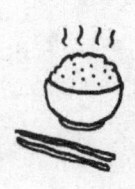

À *retenir du chapitre 2*

1. L'alimentation est une question d'importance publique : la santé de populations entières est en jeu.
2. Le raffinage des céréales est une des principales causes des problèmes de santé de notre époque.
3. Fini la « viande et son accompagnement » : il est nécessaire de revoir l'habituelle composition des repas !
4. La frugalité est la meilleure voie vers la santé.
5. Il suffit de bien connaître la préparation du riz complet pour en découvrir toutes les saveurs.

Pour aller plus loin...

La stratégie alimentaire américaine

C'est en soixante ans à peine, dès la fin de la Seconde Guerre mondiale, que les Japonais se sont détournés du riz complet ou semi-complet pour le riz blanc. Pendant cette période, les recommandations en matière de nutrition se firent de plus en plus insistantes : il *fallait* manger du pain. Vraiment ? Tout d'abord, le pain est inutile pour accompagner la soupe *miso*, un bouillon à base de pâte de soja fermentée qui est à la table de presque tous les repas traditionnels japonais. Ainsi, manger du pain encourageait à se procurer de nouveaux produits, dont le lait, avec lequel il s'accorde particulièrement bien.

De plus, contrairement au riz, le pain est un aliment sec qui gagne à être consommé avec des aliments gras : en mangeant du pain, on a plus envie de fritures et autres mets revenus à la poêle.

Enfin, bien que les Japonais consomment régulièrement des produits fermentés comme le *nattô* (à base de grains de soja) ou des légumes marinés, le pain réveille davantage des envies de fromage et de yaourt.

En résumé, introduire le pain, qui n'a aucune existence dans l'alimentation traditionnelle japonaise, c'était changer radicalement toutes les habitudes alimentaires des Japonais.

À quoi bon, me demanderez-vous ? Il faut savoir que le blé, les produits laitiers, la viande et l'huile étaient importés des États-Unis. Les Américains disposaient notamment à cette époque d'un surplus de farine de blé qu'il leur fallait écouler en urgence. D'après l'ouvrage de Takeo Suzuki mentionné plus haut, les récoltes, juste avant la fin de la guerre,

« avaient été si bonnes que le gouvernement louait des entrepôts à des particuliers pour l'équivalent de deux millions de yen la journée, et que des tas de céréales y étaient posés à même le sol ».

Le Japon, qui venait de perdre la guerre, était tout désigné pour devenir la cible de vente de ce surplus. Avec l'appui du gouvernement nippon, les Américains entreprirent une « réforme nutritionnelle » qui s'apparenta plus, dans les faits, à une « introduction aux produits occidentaux ». Les personnes qui ont vécu cette époque se souviennent encore des camions-restaurants qui sillonnaient le pays, répandant derrière eux des odeurs de friture que l'on s'empressait de reproduire à la maison. Le bouleversement de milliers de vies pour une stratégie de vente américaine... Lorsque les excédents de stock furent écoulés, les habitudes étaient prises, les rouages des profits étaient bien en place pour que le nouveau système perdure même sans les Américains, au détriment de notre santé. Contrairement à ce que l'on entend parfois, la marche forcée vers une alimentation occidentale après la Seconde Guerre mondiale était moins due à l'inflation qu'à une stratégie marketing.

Lorsque l'état de fatigue chronique se prolonge, c'est tout le système immunitaire naturel qui en subit les conséquences ; dès lors, le corps n'est plus parfaitement protégé des intrusions de virus et de bactéries. La moindre menace franchit aisément nos défenses et certaines personnes peuvent développer des maladies graves.

Comment expliquer que nous en arrivions là ?

Pour répondre à cette question, il faut s'intéresser aux liens qui existent entre les intestins et les cellules. En effet, ce lien recèle un atout majeur pour le renforcement des défenses immunitaires.

Comme vous pouvez le constater sur l'illustration suivante, les animaux (humains compris) possèdent une bouche, un anus, et, entre les deux, un système digestif. En ce qui nous concerne, ce système s'est diversifié au fil du temps, mais pour l'instant, considérons qu'il s'agisse tout simplement d'un « intestin ». Tout ce que nous ingérons, les aliments aussi bien que les bactéries, passe au travers.

En ce qui concerne les aliments, ils se décomposent au contact des enzymes digestives. Les nutriments ainsi obtenus sont envoyés de l'intestin grêle vers le reste du corps. Mais que se passe-t-il pour les microbes ?

Toutes les cellules de la paroi intestinale, au contact avec les corps étrangers, sont munies de récepteurs de type Toll. De plus, la surface de l'intestin grêle est constituée de milliers de plis parmi lesquels un grand nombre de globules blancs montent la garde. Entre 60 et 70 % des leucocytes se trouvent dans nos intestins, organes prépondérants dans la lutte contre les agressions extérieures.

L'INTESTIN, CHEF D'ORCHESTRE DU CORPS

Anus

Organe digestif : intestin

L'intérieur est aussi un organe externe.

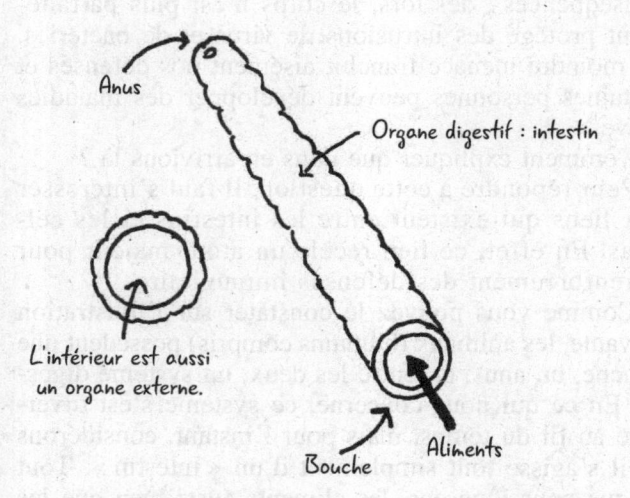

Bouche

Aliments

Les vertébrés avalent, digèrent, absorbent et rejettent les aliments grâce à leur système digestif, qui s'étend en un long tuyau de la bouche à l'anus. En contact direct avec les éléments externes que sont la nourriture et les autres corps étrangers, la face interne de notre tube digestif peut être considérée comme un organe externe, au même titre que la peau.

Comme nous l'avons indiqué plus haut, en présence d'un agent pathogène les détecteurs du système immunitaire naturel donnent l'alerte et des actifs anti-intrus délivrés par les cellules alentour vont, dans la majeure partie des cas, venir à bout du problème. Bien sûr, il arrive que des intrus réussissent à se faufiler malgré tout, et c'est alors aux globules blancs d'entrer en jeu. Parmi eux, les macrophages et les cellules dendritiques

3

Le système immunitaire, ou comment entretenir sa jeunesse

Comment combattre efficacement les maladies infectieuses et les empoisonnements ?

Il est temps désormais de s'intéresser à un autre aspect de l'intelligence intestinale : la gestion de nos défenses immunitaires.

Le système immunitaire est un procédé de défense dont notre corps dispose afin de se protéger des maladies. On pense trop souvent que ce système se restreint au sang, qu'il ne dépend que des activités propres aux globules blancs.

Les lymphocytes et granulocytes neutrophiles sont des cellules sanguines qui font partie des leucocytes (ou globules blancs). Ces cellules « immunocompétentes » coopèrent afin de débarrasser l'organisme des virus et autres mauvaises bactéries qui s'y introduisent, ainsi que pour détruire tout corps étranger ou toute cellule cancéreuse. C'est le système immunitaire « adaptatif ».

Or, la médecine, ces derniers temps, se penche tout particulièrement sur un autre système immunitaire, bien plus primitif, dont chacune de nos cellules est dotée.

LE FONCTIONNEMENT, DÉCOUVERT TOUT RÉCEMMENT, DES DÉFENSES IMMUNITAIRES

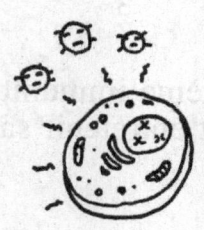

1. Tout d'abord, les cellules réagissent directement
(Système immunitaire inné)

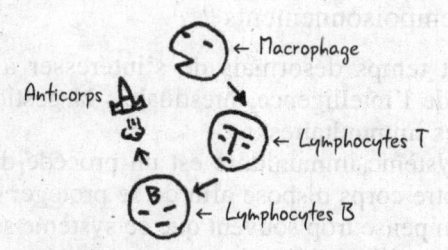

Anticorps
← Macrophage
← Lymphocytes T
← Lymphocytes B

2. Offensive des globules blancs

Nos défenses se divisent en deux grandes catégories : le système immunitaire inné, que les organismes unicellulaires possédaient déjà, et le système immunitaire adaptatif, qui est le fruit de l'évolution des vertébrés. Ce dernier est dirigé par les globules blancs, mais il ne faut pas oublier qu'ils sont, eux-mêmes, des cellules : si leur propre système de défense immédiat ne fonctionne pas, la production d'anticorps n'est plus fiable.

Du fait du mot « primitif », on pourrait penser que son importance est moindre, mais il n'en est rien. Afin de contrer un virus ou une bactérie, notre système immunitaire adaptatif doit produire des anticorps, ce qui nécessite un certain temps. Si une menace pouvait croître à sa guise durant cet intervalle, le moindre microbe pourrait nous être fatal. En attendant les anticorps, c'est donc le système immunitaire « inné » qui se charge d'endiguer l'infection. Il est donc primordial de protéger nos barrières naturelles : notre santé tout entière en dépend.

Lorsque nos défenses immunitaires fonctionnent sans problème, un grand nombre de maladies sont contrées sans même que l'on s'en aperçoive. Même si certaines réussissent à nous toucher, nous nous en sortons généralement avec quelques symptômes désagréables et recouvrons vite la santé.

La dernière décennie a connu son lot de menaces infectieuses en tout genre, la grippe H5-N1 et la bactérie *Escherichia coli* O157-H7 se disputant notamment le rôle de l'ennemi public numéro un. La télévision et les journaux nous ont abreuvés de mesures d'hygiène à prendre afin de nous protéger : porter un masque, se gargariser, se laver les mains…

En effet, porter un masque réduit les risques d'intrusion du virus par la bouche, et se gargariser ou se laver les mains aide à se débarrasser d'une partie des miasmes présents dans la bouche ou sur notre peau. Pourtant, il est bien évident qu'aucune de ces précautions ne permet de booster le système immunitaire – de même qu'il est inutile de se battre dans une magnifique armure si l'on n'est, à l'intérieur, pas assez fort pour lever un bras !

Dès lors, comment pouvons-nous réellement renforcer notre système immunitaire ? Vous l'aurez deviné, là encore, la réponse se trouve au niveau des intestins. Quand ceux-ci vont bien, nos défenses naturelles également.

En comprenant comment ce lien s'établit, nous sommes en mesure de nous prémunir contre les infections, et même contre la plupart des maladies. Dans la suite de ce chapitre, nous verrons comment rester en bonne santé grâce à notre intelligence intestinale.

Renforçons nos défenses immunitaires

Comme nous l'avons déjà évoqué, nous possédons deux systèmes immunitaires, l'inné (ou « naturel »), propre à chaque cellule, et l'adaptatif, dont nous avons été pourvus bien plus tard, au cours de l'évolution. Nous pourrions poursuivre les explications complexes à ce sujet, mais rien ne vaut un exemple.

Imaginez qu'un virus – ou une bactérie – s'introduise dans un organisme. Les premiers à réagir sont les « détecteurs » dont sont équipées les cellules. Dans le jargon, on appelle ces dispositifs des « récepteurs de type Toll » (TLR) ; ils ont pour fonction d'alerter. Voici comment le système immunitaire naturel déjoue les attaques :

1. Un détecteur, attaché à une cellule, intercepte le virus et donne l'alerte aux cellules alentour.
2. Les cellules produisent des substances antivirales (ou antibactériennes) qui viennent détruire l'agent pathogène.

Malgré sa simplicité apparente, ce système est redoutablement efficace. En effet, lorsque nos défenses naturelles fonctionnent parfaitement, les maladies qui parviennent à s'infiltrer dans l'organisme sont rares, et elles guérissent à un stade très précoce.

Pendant longtemps, l'attention s'est focalisée sur le système immunitaire adaptatif, or, lorsque nous tombons malades, c'est bel et bien à cause d'une brèche dans notre système immunitaire inné.

Finalement, me direz-vous, que ce soit notre système immunitaire inné ou bien adaptatif qui nous protège, quelle importance ? Je vous répondrai que les défenses prévues par nos globules blancs connaissent un gros défaut. Comme nous l'avons évoqué un peu plus haut, leurs moyens sont bien plus complexes à mettre en œuvre.

En cas d'intrusion, les leucocytes produisent des armes, les anticorps, qui se fixent sur les éléments pathogènes et les absorbent. Le problème est qu'il faut

FONCTIONNEMENT DU SYSTÈME IMMUNITAIRE

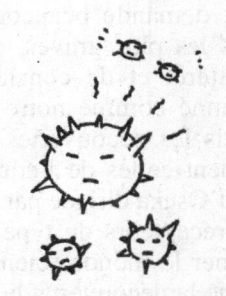

1. Les détecteurs bloquent les virus et autres mauvaises bactéries.

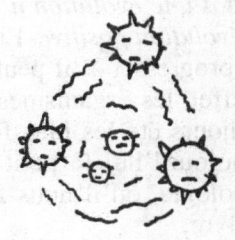

2. Les cellules collaborent pour éliminer les intrus.

Le fonctionnement du système immunitaire naturel est on ne peut plus simple. Cependant, une cellule affaiblie arrive moins bien à contrer les attaques extérieures. Notre santé et notre résistance dépendent donc de leur vitalité.

attendre entre cinq et sept jours pour finaliser la production de ces anticorps. C'est un processus compliqué qui demande beaucoup de le réserver pour les attaques les plus graves, d'énergie : il est donc dans notre intérêt et de considérer notre système immunitaire inné comme notre première ligne de défense.

Depuis les découvertes de la fin des années 1990, notamment celles de l'équipe de chercheurs de l'université d'Osaka dirigée par Shizuo Akira, les recherches sur les récepteurs de type Toll n'ont jamais cessé de passionner le monde scientifique.

Ce que la découverte du système immunitaire inné a mis en lumière, c'est l'affirmation que *tout être étant le résultat d'une évolution n'est pas forcément le résultat d'une évolution positive*. En d'autres termes, si le vivant peut « progresser », il peut aussi parfois dégénérer.

En effet, les organismes usant de structures simples ont toujours été les plus forts. C'est ce paradoxe, qui agite aujourd'hui le petit monde de la recherche en immunologie, qu'il nous faut garder en tête avant de poursuivre.

Système immunitaire et intestins

Force est de constater que, malgré nos deux systèmes de défense, nous continuons de tomber malade. Les causes de ces défaillances sont bien connues : fatigue, stress, repas non adaptés… Tout ceci impacte le bon fonctionnement des cellules.

Vous avez probablement déjà entendu dans votre entourage quelqu'un se plaindre parce qu'il n'arrivait pas à récupérer malgré ses nuits de sommeil, ou parce qu'il ressentait une lassitude constante.

se déploient et se mettent à manger le corps indésirable. Ces cellules phagocytaires ne se contentent pas d'attaquer les agents pathogènes, elles envoient aussi des informations sur ceux qui leur échappent. Ces informations sont destinées aux lymphocytes afin qu'ils puissent concevoir des armes – les anticorps – adaptées à l'ennemi.

Les anticorps, tels des missiles, sont lancés sur les virus ou bactéries et les neutralisent, aidant ainsi les macrophages et les granulocytes neutrophiles à les désintégrer. Ce système bien rodé permet de venir à bout de la plupart des maladies.

C'est au niveau des intestins que se jouent les premiers contacts avec les virus et bactéries. Rappelons-nous que tout aliment qui ne se digère pas bien, quelles que soient ses qualités nutritives dans l'absolu, se convertit très mal en énergie.

Les substances qui ne sont pas absorbées rapidement pourrissent, dégagent de mauvaises odeurs et détériorent tout l'environnement intestinal.

Le fonctionnement du système immunitaire est-il impacté par ces mauvaises conditions ?

La réponse est oui. Lorsque nos intestins sont encombrés de déchets, on a beau porter un masque, se gargariser, se laver les mains et se vacciner au Tamiflu, rien de tout cela ne permettra de s'attaquer à la véritable cause de la maladie.

La principale mesure à prendre pour contrer les maladies est de maintenir ses intestins en bonne santé.

C'est en effet la meilleure façon de renforcer ses défenses immunitaires et de repousser les infections.

FONCTIONNEMENT DU SYSTÈME IMMUNITAIRE ADAPTATIF

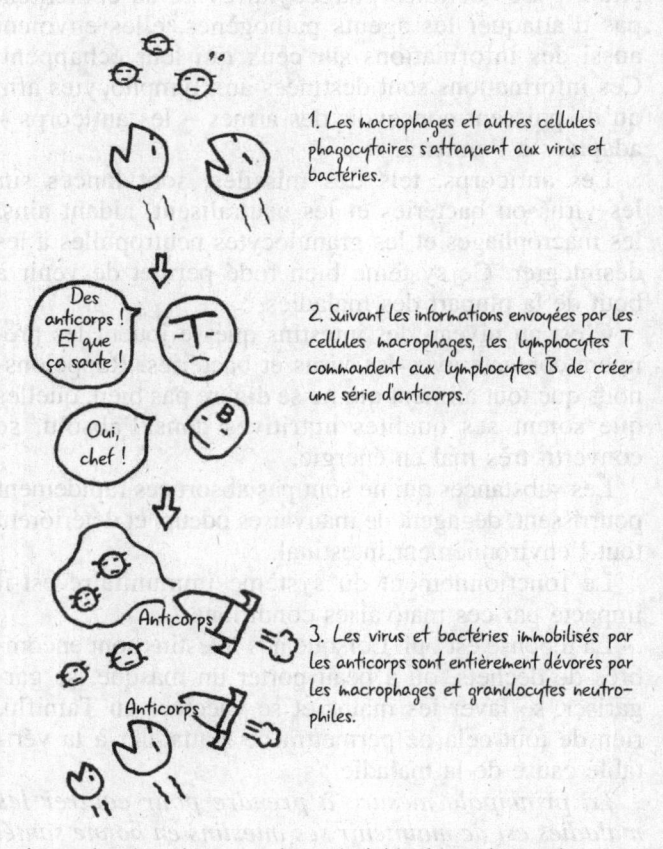

1. Les macrophages et autres cellules phagocytaires s'attaquent aux virus et bactéries.

2. Suivant les informations envoyées par les cellules macrophages, les lymphocytes T commandent aux lymphocytes B de créer une série d'anticorps.

Des anticorps ! Et que ça saute !

Oui, chef !

3. Les virus et bactéries immobilisés par les anticorps sont entièrement dévorés par les macrophages et granulocytes neutrophiles.

La réaction du système immunitaire adaptatif est bien plus complexe que celle de nos défenses naturelles. Le processus nécessitant plusieurs intermédiaires, il faut parfois toute une semaine avant qu'il ne soit pleinement déployé. Si le système immunitaire inné n'est pas en mesure de continuer à nous protéger durant cet intervalle, nous devenons une cible particulièrement facile pour les agents pathogènes.

Désencombrer ses intestins

Lorsque notre système digestif est constamment encombré, nos défenses immunitaires s'affaiblissent.

Quels sont ces aliments qui surchargent nos intestins ? Les premiers fautifs sont, sans surprise, la viande et les protéines animales, trop riches en graisses et en protéines, et qui n'apportent pas de fibres.

Mais il n'y a pas que les aliments eux-mêmes qui sont responsables de cette obstruction : il faut savoir que dans nos sociétés modernes, nous mangeons trop.

La diététique affirme que nous devrions ingérer chaque jour notre poids en grammes de protéines. Ce qui revient à dire qu'une personne pesant 60 kilos est censée manger 60 grammes de protéines, or il est impossible à ce rythme de digérer – et donc d'assimiler – ces nutriments correctement.

Suivre un régime hypocalorique n'est pas non plus un critère déterminant pour l'assainissement de ses intestins : l'important est de se nourrir de produits faciles à digérer.

Enfin, les caractéristiques physiques de tout un chacun ainsi que notre état de santé au jour le jour doivent aussi nous aider à comprendre quels sont nos véritables besoins.

Se concentrer sur des calculs d'apothicaire pour surveiller les calories c'est oublier le principal : la physiologie de nos intestins.

Manger trop, et trop de produits animaux, c'est condamner ses cellules à un encombrement perpétuel. C'est créer des failles dans son système immunitaire inné et enrayer son système immunitaire adaptatif. Alourdies, nos cellules-soldats ne sont plus capables de repousser les attaques extérieures. Si cet état de faiblesse se prolonge, ce n'est plus simplement le système immunitaire, mais la gestion du corps tout entier qui nous échappe.

Comment sortir de cet état ?

Tout d'abord grâce au jeûne, dont nous avons déjà parlé : de 20 heures la veille à midi le lendemain, il est bon de laisser nos intestins prendre un repos bien mérité. Ceux qui le veulent peuvent en matinée se nourrir de quelques fruits de saison, qui imposent un fardeau digestif minimal comparé aux apports en vitamines. Dans tous les cas, pensez à boire au minimum un demi-litre d'eau.

Par ailleurs, se réserver chaque matin un moment pour la grosse commission est fort utile. Lorsque nos boyaux sont vidés et bien propres, nos cellules sont en pleine forme et font de notre corps un bastion imprenable !

Ne pas surmener ses globules blancs

Il existe un autre geste que nous pouvons faire chaque matin afin d'améliorer notre santé : le massage intestinal.

Cette technique, mise au point par Yasue Isazawa, aromathérapeute[1], est très facile à reproduire chez soi et donne d'excellents résultats au niveau du confort intestinal.

Certains d'entre vous se demandent peut-être : « Un massage ? Est-ce vraiment efficace ? » Oui, et c'est

---
1. Yasue Isazawa fut la première, dans sa clinique d'aromathérapie à Tokyo, Mother Aroma, à intégrer des soins de « thérapie intestinale ». Elle s'investit dans la diffusion des méthodes de massage intestinal.

même très efficace ! En effet, cela stimule les vaisseaux lymphatiques situés à l'arrière de l'intestin grêle. Ils se mettent alors à filtrer les déchets organiques accumulés.

Nous avons déjà vu qu'en soignant nos intestins, nous pouvons éviter la constipation, augmenter notre métabolisme et améliorer notre état d'esprit. Un système immunitaire fort permet en plus de :

1. Rester en pleine forme et tomber beaucoup moins souvent malade.

2. Lutter contre les dermatites atopiques, les allergies respiratoires et alimentaires.

3. Débarrasser la peau des boutons et autres impuretés, rajeunir les cellules de la peau.

Le massage intestinal est un très bon moyen pour stimuler nos globules blancs et aider notre système immunitaire à se renforcer.

Concernant le premier point :

Lorsque les globules blancs ne sont pas accaparés par les intrusions de virus et autres bactéries ou par l'apparition de cellules cancéreuses, ils peuvent consacrer leur temps au nettoyage des cellules mortes et des déchets organiques. Comme nous l'avons vu au chapitre 1, les cellules ont, de leur côté, leur propre technique de recyclage : l'autophagie. Ainsi, lorsque notre corps est en pleine forme et que nos défenses naturelles nous protègent des agressions, nous bénéficions d'un double système de nettoyage pour purifier correctement notre organisme.

COMMENT BIEN MASSER SES INTESTINS

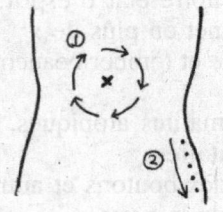

(1) Massage de l'intestin grêle. En position allongée sur le dos, à l'aide des deux mains, exercez une pression du bout des doigts en tournant autour du nombril. Si vous sentez des points de tension sous la peau, concentrez-vous dessus.

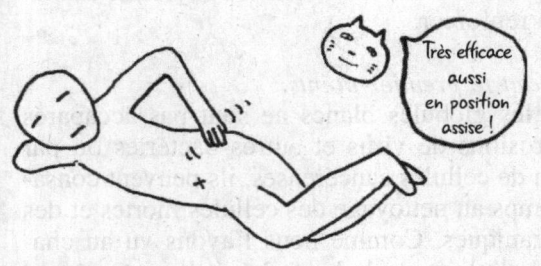

Très efficace aussi en position assise !

(2) Massage du côlon.

En position allongée sur le côté droit, la jambe droite repliée par-dessus la jambe gauche, frottez de la main gauche toute la région du côté gauche.

Le massage intestinal permet non seulement de réveiller l'activité des intestins, d'accroître ses défenses immunitaires, mais aussi de faire diminuer les ballonnements. Le massage du gros côlon a de plus l'effet de guérir de la constipation. Un geste simple aux bénéfices multiples : que demander de plus ? Pour en savoir plus : https://www.thl.co.jp

Contrairement à ce que l'on croit trop souvent, la fatigue et la lassitude que l'on ressent même après une période de repos ne sont pas forcément dues à l'âge. En effet, si notre style de vie force notre organisme à trop dépendre de nos globules blancs, nos cellules vont très vite s'user, causant cette fatigue.

Concernant le deuxième point :
Il semblerait que les allergies soient dues à une faiblesse du système immunitaire, lui-même fortement influencé par l'état de nos intestins.

Le processus de réponse aux menaces pathogènes du système immunitaire adaptatif est en réalité très complexe, bien plus que ce que nous avons esquissé plus haut. Or, les machines les plus complexes sont les premières à tomber en panne, et l'on observe la même loi chez les corps vivants.

Des dysfonctionnements finiront forcément par apparaître dans des intestins encombrés et surmenés, et des corps inoffensifs y seront pris en chasse comme des nuisibles. Au contact d'un pollen de cyprès, d'un grain de poussière ou d'une fraise, notre organisme va surréagir, et développer des allergies.

Concernant le troisième point :
Une peau propre et saine est constituée de cellules propres et saines. Elle reste jeune plus longtemps. L'aspect extérieur de notre corps est entièrement dépendant de ce qui se passe à l'intérieur.

Encore une fois, on comprend à quel point il est utile de bien se nourrir, car l'alimentation, des intestins à nos cellules, détermine notre qualité de vie.

Être en bonne santé permet aussi de ne pas se laisser écraser par les situations stressantes, mais d'y faire face avec énergie.

Dans le chapitre suivant, je vous propose une plongée aux sources de notre énergie ; ce sera l'occasion, pour les mitochondries, d'entrer en scène.

À *retenir du chapitre 3*

1. Il ne suffit pas de tenter de repousser les virus et les bactéries à l'extérieur de son corps pour se protéger des maladies infectieuses.

2. Avoir des intestins en bonne santé est impératif pour que notre système immunitaire soit réellement performant.

3. La fatigue persistante est due à un mauvais fonctionnement cellulaire.

4. Repas et cures de détox, en alternance, permettent de renforcer le système immunitaire.

5. Il est capital de ne pas trop se reposer sur le travail de protection effectué par les globules blancs.

4

De l'importance de choyer nos mitochondries

Pourquoi nous mangeons et respirons

Ainsi que nous l'avons vu dans les chapitres précédents, notre énergie est puisée dans les aliments que nous ingérons tous les jours.

Ces aliments, dans l'intestin grêle, sont transformés en nutriments qui seront pour la plupart distribués dans le corps entier *via* la circulation sanguine. Au bout de ce long voyage, les nutriments gagnent les cellules, plus précisément les mitochondries, où ils se retrouvent avec de l'oxygène, arrivé par d'autres chemins. Les mitochondries sont des structures qui jouent un rôle primordial : ce sont elles qui créent notre énergie !

Le poète Kenji Miyazawa est l'auteur d'un recueil de poèmes qui commence ainsi :

Le phénomène appelé moi
Est une lumière bleue
Issue de l'hypothétique lampe
Lampe organique que traversent flux et reflux du courant[1].

Cette belle image pourrait tout à fait se superposer à celle des mitochondries : des centaines de petites centrales à énergie clignotant dans nos cellules. Imaginez : notre corps est constitué de quarante mille à soixante mille milliards de cellules, et il y a dans chacune d'elles de quelques centaines à quelques milliers de mitochondries ! Chaque cellule est, en soi, un petit univers.

Disons-le sans détour : le travail des mitochondries est ce qui permet à notre corps, ce groupement de milliards de cellules, de vivre. Bien que leur fonctionnement soit d'une importance primordiale, il est encore bien inconnu du grand public. Pourtant, comprendre comment l'énergie se crée dans notre organisme permet de saisir le véritable objectif de la nécessité de « manger » et de « respirer ».

Penser que nous mangeons et respirons pour vivre, c'est encore passer à côté du véritable sens de la vie. Ce « phénomène appelé moi » qui se meut, mange, parle, pense... quelle est sa véritable nature ? Pourquoi tombe-t-il malade ou, au contraire, reste-t-il en bonne santé ? Comment se fait-il, en définitive, qu'il vive ?

C'est à toutes ces questions que nous souhaitons répondre dans la suite de ce chapitre.

---

1. *Printemps et Ashura* (Haru to Ashura), traduit par Françoise Lecœur, éditions Fata Morgana, adaptation de François Coffinet. *(Note de la traductrice.)*

LES MITOCHONDRIES, SOURCES DE LA VIE

Mitochondrie

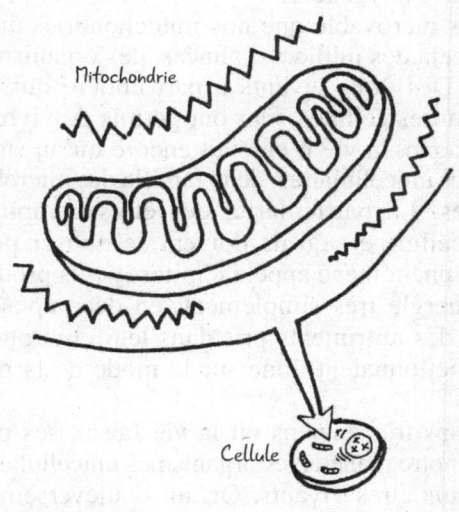

Cellule

Il y a de cela des milliers d'années, des microbes « aérobies » (ayant besoin d'oxygène pour vivre) ont commencé à parasiter les cellules d'autres êtres vivants. En combinant l'oxygène et les nutriments qu'ils y trouvaient, ces microbes ont réussi à générer une incroyable source d'énergie. Ces véritables centrales énergétiques sont devenues nos mitochondries : chacune de nos cellules en contient en moyenne trois cents ! N'est-il pas fantastique de songer que la source de notre vie découle d'un élément parasite ?

Deux centrales énergétiques

Nos cellules sont pourvues de deux systèmes de production d'énergie. Le premier, la « glycolyse », génère de l'énergie à partir d'un nutriment : le glucose.

Le second, opéré par les mitochondries, produit de l'énergie en combinant des nutriments issus de la glycolyse avec de l'oxygène.

N'est-il pas incroyable que nos mitochondries aient été, il y a de cela des milliers d'années, des organismes autonomes ? Des êtres vivants à part entière qui, en parasitant d'autres cellules, leur ont permis de vivre...

À cette époque, la vie n'en était encore qu'au stade des organismes unicellulaires, de la famille des microbes ou des algues. La particularité des êtres composés d'une seule cellule est qu'ils doivent se diviser pour se multiplier, phénomène appelé « mitose ». Ils produisaient leur énergie très simplement, en décomposant et en brûlant des nutriments pris dans leur environnement : ils fonctionnaient donc sur le mode de la glycolyse.

En ces temps très anciens où la vie faisait ses premiers pas sur notre planète, les organismes unicellulaires étaient les seuls êtres vivants. Or, un bouleversement survint il y a environ 3,2 milliards d'années : l'apparition des bactéries photosynthétiques qui, produisant leur énergie à partir des rayons du soleil, ont dispersé une grande quantité d'oxygène dans l'atmosphère. La photosynthèse est la spécialité du règne végétal : les plantes absorbent le dioxyde de carbone, le convertissent en élément nutritif (du glucose) et rejettent l'oxygène restant. L'air que nous respirons est en quelque sorte constitué des déchets des végétaux.

Cependant l'oxygène, rejeté dans l'atmosphère par les plantes, est toxique. En effet, ce gaz contient des éléments qui ont la mauvaise manie de voler des électrons aux corps qui l'entourent : c'est l'« oxydation ».

Or l'oxydation, c'est l'usure, le vieillissement, les dysfonctionnements et à terme, la mort. On comprend dès lors que, pour toutes les formes de vie qui jusque-là avaient vécu sans air, l'arrivée de l'oxygène représente une menace mortelle.

Heureusement, dans l'évolution, les situations de crise ont parfois donné lieu à d'intéressants phénomènes d'adaptation.

Alors que l'oxygène se propageait dans l'atmosphère et que la plupart des organismes succombaient à ses effets, d'autres réussirent le tour de force suivant : en établissant un partenariat avec les microbes aérobies, ils pouvaient désormais transformer le gaz nocif en énergie !

Ces microbes aérobies n'étaient autres que les lointains prédécesseurs de nos mitochondries, et les cellules les ayant accueillis, nos lointains, très lointains ancêtres…

En combinant oxygène et nutriments et en impliquant de l'eau dans le processus, on arrive à une production d'énergie incroyablement plus rentable qu'avec la glycolyse ! Cette énergie fut le moteur qui nous permit d'évoluer.

Même si l'oxygène reste un facteur d'usure des corps, des êtres unicellulaires ont su l'utiliser pour s'adapter, vivre plus longtemps et continuer de se scinder pour se répandre.

C'est à partir de cette époque où les mitochondries ont commencé à nous parasiter que la reproduction sexuée, nécessitant un individu femelle et un individu mâle, est apparue. Nous sommes devenus des êtres pluricellulaires, notre constitution s'est complexifiée, s'est dotée d'organes et nous nous sommes développés, jusqu'à devenir les animaux qui peuplent aujourd'hui notre planète.

PRODUIRE DE L'ÉNERGIE GRÂCE À L'OXYGÈNE ET AUX ALIMENTS (1)

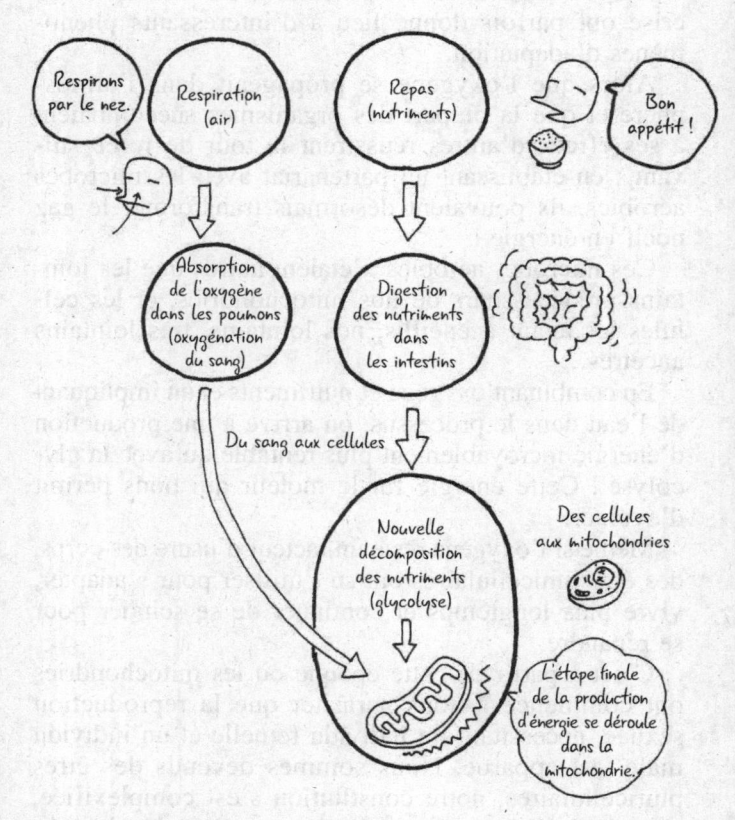

- Respirons par le nez.
- Respiration (air)
- Repas (nutriments)
- Bon appétit !

↓

- Absorption de l'oxygène dans les poumons (oxygénation du sang)
- Digestion des nutriments dans les intestins

↓ Du sang aux cellules

Nouvelle décomposition des nutriments (glycolyse)

Des cellules aux mitochondries

↓

L'étape finale de la production d'énergie se déroule dans la mitochondrie.

Les nutriments issus de notre nourriture ainsi que l'oxygène tiré de l'air sont acheminés via la circulation sanguine vers les cellules. C'est là que les mitochondries entrent en jeu : leur rôle dans la production d'énergie est très important.

Ce dont une cellule a besoin pour vivre

Nous venons de voir que nous sommes le résultat de la fusion de deux êtres vivants, un être unicellulaire et un microbe aérobie.

Intéressons-nous maintenant de plus près à la production de l'énergie dont nous disposons pour vivre.

Cela commence toujours de la même façon : nous avalons des aliments, qui sont décomposés en nutriments dans l'intestin grêle et acheminés vers nos cellules.

Parmi les nutriments, ceux qui sont susceptibles de fournir de l'énergie sont les glucides. Par exemple, lorsque l'on mange du riz, l'amidon qu'il contient est cassé en sucre dans l'intestin grêle avant d'être de nouveau décomposé en acide pyruvique à l'intérieur des cellules. Ce processus de cassage libère de l'énergie : c'est la glycolyse.

La particularité de l'énergie produite par la glycolyse, c'est qu'elle est très vite libérée après l'ingestion des aliments afin d'être très vite dépensée. Pour cette raison, une partie du sucre en provenance de l'intestin grêle sera stockée, sous forme de chaînes, dans les cellules afin de parer aux éventuelles pénuries.

Ces chaînes de sucre sont appelées « glycogènes ». Lorsqu'elles sont décomposées par glycolyse dans les cellules, elles dégagent de l'énergie utilisable en renfort. Mais ce n'est que temporaire : en cas d'effort prolongé, il faudra se tourner vers les mitochondries pour bénéficier de plus d'énergie.

Comme illustré sur le schéma suivant, l'acide pyruvique, résultat de la glycolyse, est acheminé jusque dans les mitochondries qui peuplent la cellule. Une fois dans l'organite, il suit ce que l'on appelle le « cycle de Krebs », une sorte de parcours dans lequel il tourne et qui lui fait perdre ses particules d'hydrogène.

PRODUIRE DE L'ÉNERGIE GRÂCE À L'OXYGÈNE ET AUX ALIMENTS (2)

Nutriments (sucre)

[Cellule]

Décomposition du sucre pour produire de l'énergie en petite quantité

Glycolyse

ATP

[Mitochondrie]

Oxygène

Cycle de Krebs

Hydrogène

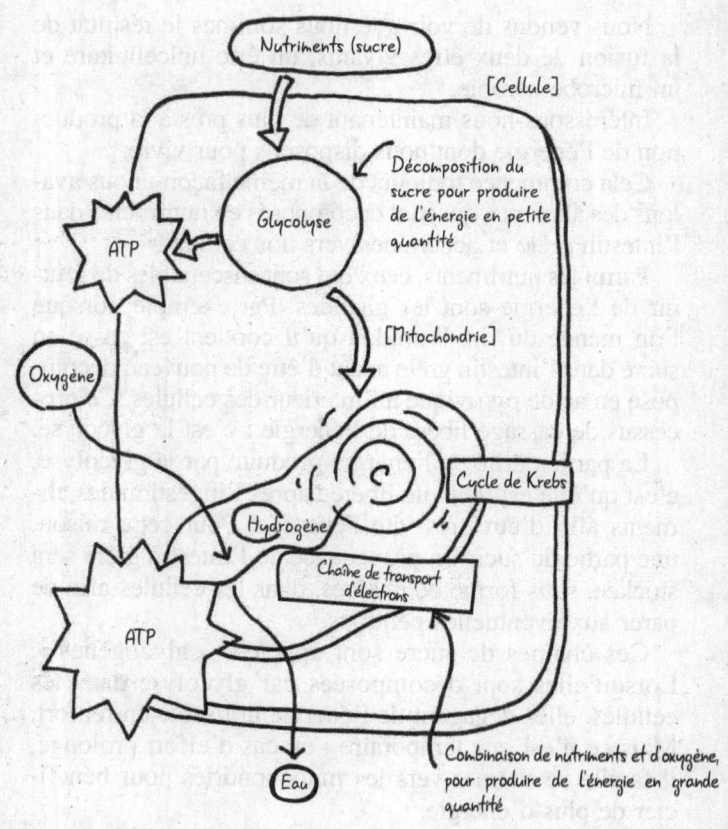

Chaîne de transport d'électrons

ATP

Eau

Combinaison de nutriments et d'oxygène, pour produire de l'énergie en grande quantité

Les glucides, qui font partie des nutriments contenus dans les aliments, sont décomposés sous forme de sucre dans les intestins. Ils sont ensuite transformés en énergie (« ATP », ou « adénosine triphosphate ») par phénomène de glycolyse, mais la production reste faible. Cependant, l'acide pyruvique, un élément issu de la glycolyse, peut ensuite se changer en acétyle-coenzyme A. Il est alors transféré dans les mitochondries, où l'on en tire une énergie bien supérieure à celle produite par la glycolyse. C'est en s'associant avec les mitochondries, ces véritables usines à énergie, que les animaux ont pu se développer et se complexifier, jusqu'à notre espèce si évoluée.

L'hydrogène est récupéré et envoyé sur un autre circuit de la mitochondrie où il sera réuni avec des particules d'oxygène afin de former des molécules d'eau. Cette fusion libère une énergie spectaculaire.

Lorsque la glycolyse dégage l'équivalent de deux piles électriques, le processus de la mitochondrie en libère trente-six !

Et il y a entre quelques centaines et quelques milliers de ces organites, véritables petites centrales énergétiques, dans chacune de nos cellules... On comprend dès lors à quel point leur intégration dans notre organisme a joué un rôle majeur dans notre évolution.

Pourquoi devons-nous manger ?
Pourquoi avons-nous besoin de respirer ?
Parce que nos cellules en ont besoin.

Plutôt que de se dire « je mange », il serait plus juste de penser « mes cellules mangent ». Ou, pour être plus précis, de considérer que nous *nourrissons* nos milliards de cellules.

Sur ce point, notre fonctionnement n'est pas si éloigné de celui d'une simple amibe ; à la différence près que dans nos organismes complexes les nutriments ne peuvent accéder directement à la cellule. Ils doivent d'abord être digérés, puis acheminés. Le transport *via* le circuit sanguin est donc ce sur quoi repose tout notre système de production énergétique : le moindre empêchement reviendrait à nous couper les vivres ! Le passage des nutriments entre les intestins et le sang est primordial, et il dépend de ce que nous mangeons.

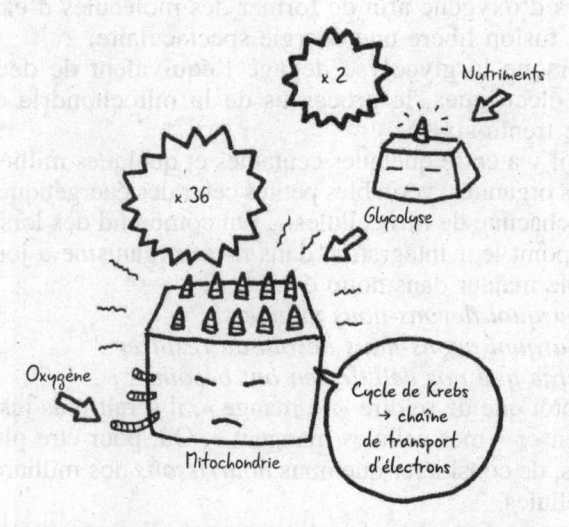

L'ACTIVITÉ DES MITOCHONDRIES, À LA SOURCE DE NOTRE ÉNERGIE

Produisant bien plus d'énergie que la glycolyse, le cycle de Krebs, au sein des cellules, est aussi appelé « circuit de la vie ». Si on mesure la quantité d'ATP en molécules, lorsque la glycolyse en produit deux, la mitochondrie en produit trente-six. C'est grâce à leur activité qu'une partie des êtres vivants a pu grandir et évoluer avec une telle diversité sur notre planète.

Une alimentation vivante

Manger, ce n'est pas seulement absorber des nutriments. Prenez les fruits et les légumes, par exemple : certes, ils fournissent nutriments et énergie, mais ce n'est pas tout. Ils contiennent aussi des fibres alimentaires. Ces fibres, comme nous l'avons vu, améliorent le fonctionnement général de l'appareil digestif et, *in fine*, permettent une meilleure absorption des nutriments.

Les végétaux nous apportent donc tout ce qui est nécessaire à l'activité des mitochondries : vitamines, minéraux et composés phytochimiques[1]. Autrement dit, lorsque les animaux, dont nous faisons partie, se nourrissent de végétaux, ils ne puisent pas seulement de l'énergie, mais aussi tout un éventail de substances qui les aident à maintenir leur métabolisme au meilleur de ses capacités.

Les animaux mangent les végétaux : n'est-il pas merveilleux que la nature ait prévu une chaîne alimentaire dont la base pourvoie à tous nos besoins ? Tout animal, dans cette pyramide, ne vit que grâce aux plantes, qu'il ingère ou que ses proies ont ingérées. Manger végétal, c'est donc manger vivant, c'est absorber la vie à la base. C'est pourquoi il est si important de se nourrir de végétaux frais et le moins transformés possible.

Nous avons vu que l'altération des produits que nous consommons affecte de manière radicale le fonctionnement de nos intestins et réduit l'absorption de nutriments. Le riz blanc ou les pâtes non complètes n'apportent guère que des calories vides à l'organisme, soit beaucoup de glucides proportionnellement au reste des nutriments. Dès lors, c'est le premier rouage de cette admirable chaîne alimentaire qui s'enraye...

Par ailleurs, les carences en vitamines et minéraux créent des manques et mènent invariablement à la suralimentation. Des repas riches en glucides remplissent mal l'estomac : il faut en manger beaucoup

---

[1]. Les composés phytochimiques sont des substances actives contenues dans les végétaux. Le polyphénol en est un exemple. Parce qu'ils ont un rôle d'antioxydants naturels, ils ont été reconnus en tant que nutriments au cours des dernières années.

avant d'arriver à satiété. Ajoutez à cela la sensation de faiblesse due aux carences vitaminiques, et l'on se retrouve très vite à grignoter toute la journée !

À ce niveau, la glycolyse fonctionne à plein régime. D'ailleurs, manger compulsivement empêche de respirer correctement, et l'oxygène n'est plus acheminé en quantité suffisante dans le sang. Devant cet afflux intarissable de glucides, les mitochondries ne sont que peu utilisées, et notre état général se détériore.

Ce n'est pas tout : les repas trop riches en glucides font augmenter la concentration de glucides dans le sang, c'est ce que l'on appelle l'« hyperglycémie ». À répétition, elle est à l'origine de toute une série de symptômes et maladies cardiovasculaires rassemblés dans la catégorie « syndrome métabolique » : diabète, obésité, cholestérol, tension, artériosclérose et infarctus.

Autrefois au Japon, on donnait au diabète le nom de « maladie du luxe ». Faut-il en avoir, du temps et des ressources à gaspiller, pour s'ingénier à raffiner les grains de riz et de blé, pour se contenter du superflu et jeter le nécessaire ! Ce « luxe » ne mène pourtant qu'à l'hyperglycémie.

Notre esprit n'est pas le dernier à souffrir d'un état d'hyperglycémie prolongée. Lorsque notre fonctionnement naturel est enrayé, que notre rythme vital est perturbé, nous devenons instables, excités, angoissés.

L'activité de nos cellules
est la clé de notre croissance

Il est peut-être inutile de le préciser, mais pour digérer efficacement, il faut digérer calmement, et pour digérer calmement, il faut manger tranquillement. Cela permet notamment de respirer assez, tout en mangeant, pour fournir de l'oxygène aux mitochondries, un élément dont elles ont besoin pour créer de l'énergie.

Lorsque l'on est jeune, en pleine croissance et débordant de vitalité, on peut se permettre d'engloutir la nourriture, car le métabolisme utilisé par les enfants est plus naturellement la glycolyse. En revanche, plus on vieillit, plus notre corps doit utiliser l'énergie issue des mitochondries. Cela va de pair avec un certain assagissement, une certaine sérénité que l'on acquiert avec l'âge.

L'énergie fournie par les mitochondries est un facteur de longévité[1]. Et pourtant, la norme de nos jours est une suralimentation composée en grande partie de calories vides de nutriments. Il suffit de se rendre dans un supermarché pour voir l'étendue des dégâts : plats cuisinés, pain, pâtes, viandes, produits laitiers et autres sucreries emplissent les caddies... Sans compter que tout le sucre contenu dans ces produits industriels est lui-même raffiné. Toute cette nourriture n'est rien d'autre qu'un fardeau pour notre appareil digestif.

Dès lors, il n'est pas difficile d'imaginer à quel point nos ancêtres, qui mangeaient sainement et raisonnablement comme nous l'avons vu au chapitre 2, possédaient une bien meilleure endurance et une plus grande force psychologique que nous. De fait, ils utilisaient davantage leurs mitochondries, et c'est en suivant leur exemple que nous retrouverons la forme.

---

1. On a récemment découvert qu'un régime hypocalorique avait pour vertu d'activer non seulement les mitochondries, mais aussi les gènes de la longévité. En évitant de trop manger, on permet à nos cellules de vivre plus longtemps.

Les légumes en plat principal

Nous sommes tous différents, mais en biologie certaines causes produiront toujours, sur chacun d'entre nous, les mêmes effets. Ainsi, un organisme qui supporte un fardeau trop lourd, ou de manière trop répétitive, ne peut pas être en bonne santé. Souvent, la maladie survient lorsqu'un besoin vital de l'organisme n'est pas respecté.

Certaines personnes se contenteront de cet état. Les autres doivent tenter de comprendre quels sont leurs besoins vitaux afin de pouvoir y répondre convenablement. La nature a fait en sorte de nous équiper de ce second métabolisme que sont les mitochondries, aussi devons-nous en faire bon usage pour rester en bonne santé.

De l'observation du fonctionnement des mitochondries découlent quelques points importants. Tout d'abord, les fruits et les légumes doivent composer le plat principal de nos repas, et les viandes et poissons, par exemple, ne doivent servir que d'accompagnement. Comme nous l'avons dit, notre espèce tire sa vitalité d'une alimentation vivante, à la base même de la chaîne alimentaire : les végétaux. Au cours de l'évolution, ce n'est que lorsqu'elles ont souffert de manque de nourriture que certaines espèces se sont tournées vers le régime carnivore ; il est plus naturel de penser que nous ne sommes pas destinés à manger d'autres animaux. De fait, même parmi les plus ardents défenseurs de la chair animale, personne de sensé ne penserait à recommander de ne manger *que* de la viande et d'exclure le végétal de son alimentation, n'est-ce pas ?

MANGER, RESPIRER : LES SOURCES D'UNE BONNE SANTÉ

Vitalité des végétaux = nutriments

Manger calmement = oxygène

Mitochondrie

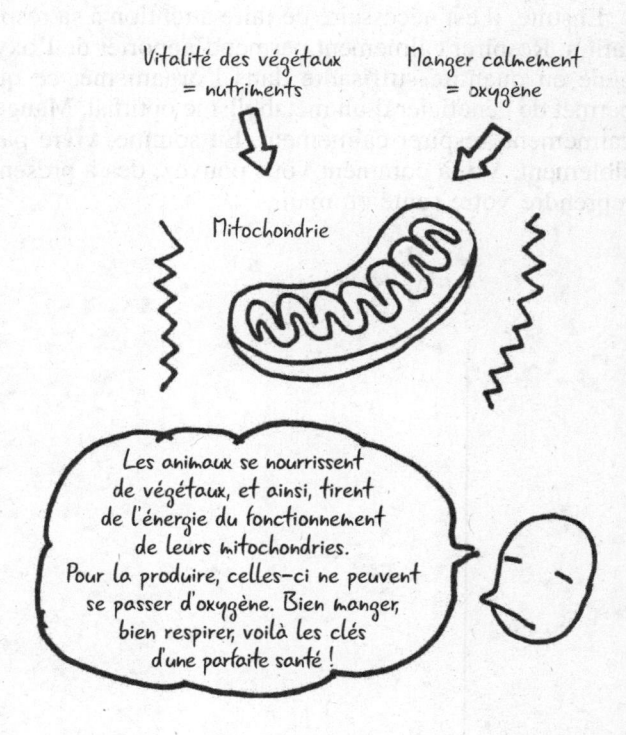

Les animaux se nourrissent de végétaux, et ainsi, tirent de l'énergie du fonctionnement de leurs mitochondries. Pour la produire, celles-ci ne peuvent se passer d'oxygène. Bien manger, bien respirer, voilà les clés d'une parfaite santé !

D'un point de vue biologique, l'être humain est végétalien.

L'alimentation végétale est la seule qui soit nécessaire à notre organisme. Le premier pas vers une alimentation-santé est de prendre conscience que manger, c'est avant tout absorber des végétaux : céréales, légumineuses, légumes, fruits, algues, champignons… Une alimentation saine fera immanquablement fonctionner vos mitochondries, et votre énergie en sera décuplée.

Ensuite, il est nécessaire de faire attention à sa respiration. Respirer calmement permet d'apporter de l'oxygène en quantité suffisante dans l'organisme, ce qui permet de bénéficier d'un métabolisme optimal. Manger calmement, respirer calmement. En somme, vivre paisiblement. Voilà comment vous pouvez, dès à présent, reprendre votre santé en main.

À retenir du chapitre 4

1. Il existe dans nos cellules deux moyens de créer de l'énergie.
2. Les nutriments que nous ingérons sont le carburant de notre production énergétique.
3. La glycolyse, en cassant les glucides, fournit de l'énergie immédiate.
4. Les mitochondries, en assemblant des nutriments et de l'oxygène, en produisent beaucoup plus que la glycolyse.
5. L'activité de nos cellules dépend de celle des mitochondries.

5

Les micro-organismes, nos locataires invisibles

À la découverte d'un monde minuscule

Dans les chapitres précédents, nous avons appris à apprécier les multiples services que nous rendent nos intestins, et à faire en sorte que leur activité influence positivement chacune de nos cellules, où les mitochondries nous fournissent notre énergie.

Intestins, cellules, mitochondries : les liens entre ces trois éléments clés de notre organisme sont indéniables, et le secret pour qu'ils fonctionnent au meilleur de leurs capacités réside dans notre alimentation.

Comme nous l'avons vu dans le chapitre précédent, les animaux puisent leurs ressources vitales dans les végétaux. L'alimentation d'un être humain doit se composer de céréales, de légumineuses, de légumes, de fruits, de fruits secs, de champignons et d'algues. Chacun de ces éléments doit être consommé le moins transformé possible si l'on veut profiter de tous ses bienfaits. La mise en place de cette hygiène de vie saine rendra vos intestins comme neufs et vous apportera, en peu de temps, une énergie nouvelle.

Cependant, notre tour d'horizon du fonctionnement du système digestif n'est pas encore terminé.

Nous possédons deux intestins : l'intestin grêle, qui s'occupe de digérer et d'absorber les nutriments, et le gros intestin, qui se charge surtout de l'excrétion. C'est dans ce dernier que vivent un nombre incalculable de micro-organismes qui n'appartiennent ni au règne animal, ni au règne végétal.

Vous avez certainement déjà entendu parler de l'importance de « rééquilibrer sa flore intestinale ». Or, pour être plus exact, il faudrait dire « rééquilibrer sa santé, afin que notre appareil digestif devienne un havre de paix pour les bactéries qui y vivent ».

Nos intestins abritent approximativement cent mille milliards de bactéries, de cent à trois cents sortes différentes. Il en existe de « bonnes », tels les lactobacilles (dont le *Bifidobacterium*), mais aussi de « mauvaises », comme le *Clostridium perfringens*. D'autres encore, très nombreuses, ne sont ni bonnes ni mauvaises et tirent parti de tous les cas de figure.

Ce qu'il est important de surveiller, c'est leur pourcentage respectif. Cela nous donne une indication très précise sur l'état de nos intestins.

Comment assurer un bon équilibre entre toutes ces bactéries ? Comme vous l'aurez sûrement deviné, l'alimentation joue ici un grand rôle, ainsi que le stress. Dans ce chapitre, nous verrons quel style de vie adopter afin de nous assurer une longue et heureuse cohabitation avec notre microbiote intestinal.

Lorsque l'on y réfléchit, il ne s'agit ni plus ni moins que de repenser nos liens avec le monde vivant : comment notre règne animal est-il relié au monde végétal et au monde des micro-organismes ?

Les bonnes bactéries, les mauvaises bactéries et les autres

Tout d'abord, rappelons-nous que nous sommes entourés de micro-organismes : bactéries, virus, planctons, champignons microscopiques... les microbes sont partout. Il n'est donc pas si surprenant que ces vies minuscules colonisent aussi notre corps.

Pourquoi la médecine, depuis quelques années, se penche-t-elle avec autant de passion sur les bactéries de notre système digestif ? La raison en est simple : nos intestins couvrent une si grande surface qu'ils contiennent la plus importante réserve microbienne du corps humain. Leur influence sur notre santé est donc déterminante.

Nous avalons des bactéries en même temps que nous mangeons et respirons. Celles qui ne sont pas attaquées par les sucs gastriques et la bile parviennent jusqu'au gros intestin, où elles commencent à proliférer.

En effet, elles ne vivent pas en solitaire mais tendent à établir des colonies. Lorsqu'on les observe au microscope, elles semblent former des champs, d'où leur première appellation de « flore intestinale », à laquelle on préfère de nos jours « microbiote intestinal ».

C'est à partir des années 1950 que l'on a commencé à étudier sérieusement les effets de la flore intestinale sur le corps humain.

Au fur et à mesure que les méthodes de culture de microbes se sont développées, les chercheurs ont réussi à établir un recensement plus précis des habitants de notre système digestif. On a ainsi découvert que les *Bifidobacterium*, que l'on croyait au départ exister seulement dans les intestins des nourrissons, vivaient aussi dans ceux des adultes.

L'être humain vient au monde complètement stérile, dénué de toute bactérie. Dans les trois à quatre heures qui suivent sa naissance, les premières bactéries *Escherichia coli* font leur apparition et, trois jours plus tard, c'est au tour des *Bifidobacterium*. Une fois le bébé sevré, il héberge, en plus de tout ce petit monde, un grand nombre de bactéries neutres.

LES DIFFÉRENTES SORTES DE BACTÉRIES DANS NOS INTESTINS

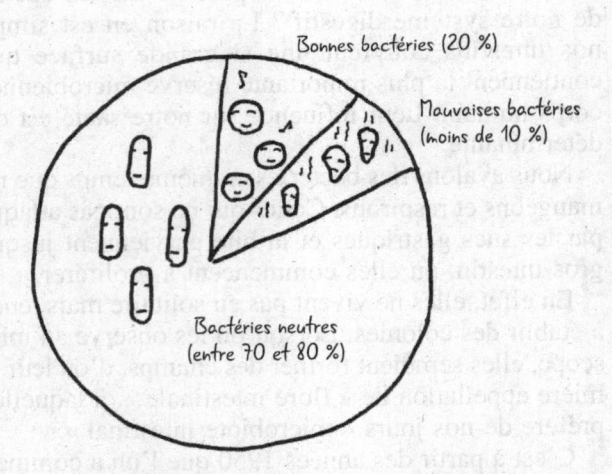

Bonnes bactéries (20 %)

Mauvaises bactéries (moins de 10 %)

Bactéries neutres (entre 70 et 80 %)

Parmi les cent mille milliards de bactéries que nous hébergeons, certaines travaillent pour nous, d'autres contre nous, et d'autres encore ne causent ni bienfaits ni dommages. Au nombre des bonnes bactéries figurent les *Bifidobacterium*, des lactobacilles. Lorsqu'elles prolifèrent dans nos intestins grâce à une alimentation équilibrée, leur population se pérennise et nous permet de vivre plus jeunes et en meilleure santé.

La flore intestinale d'un adulte en bonne santé contient une majorité de bonnes bactéries et de bactéries neutres ; dès lors, le nombre de mauvaises bactéries, telles que les *Clostridium perfringens*, est réduit à son plus strict minimum.

Les mauvaises bactéries, lorsqu'elles prolifèrent trop, entravent la digestion et l'absorption des nutriments, notamment celle des protéines, qui pourrissent dans les intestins. Par ailleurs, elles libèrent des composés organiques plus ou moins toxiques tels que l'indole, le scatole ou l'amine, responsables des mauvaises odeurs.

Ces composés provoquent de nombreux maux tels que les constipations, les diarrhées, l'hypertension... le tout menant à un vieillissement prématuré de l'organisme. Ils sont aussi à l'origine du développement de substances cancérogènes ainsi que de ces dysfonctionnements liés au stress apparus ces dernières années : maladie inflammatoire chronique de l'intestin et syndrome de l'intestin irritable.

Les bactéries bienfaitrices, quant à elles, améliorent l'absorption des nutriments, synthétisent des vitamines, empêchent les mauvaises bactéries de se développer et stimulent les cellules immunocompétentes (qui agissent dans le cadre du système immunitaire).

Entretenir la santé de nos intestins, c'est donc aider les bonnes bactéries à proliférer.

Une question de pourcentage

Quelle hygiène de vie favorise un microbiote intestinal sain ?

Avant de répondre à cette question, j'aimerais rappeler ceci : bien que nous ayons tendance, afin de simplifier le discours, à les désigner du nom de « mauvaises bactéries », les *Clostridium perfringens* et autres *Escherichia coli* ne sont pas, en elles-mêmes, « mauvaises ».

Lorsque les bonnes bactéries sont en nombre suffisant, les mauvaises n'ont pas d'influence. En revanche, à mesure que ces dernières voient leur nombre s'accroître, elles acquièrent de l'influence et entraînent avec elles toutes les bactéries neutres, ce qui change dramatiquement la configuration de notre microbiote intestinal.

Dans la nature, il n'existe ni « bon » ni « mauvais » ; nous désignons ces bactéries ainsi, de manière subjective, d'après les répercussions de leur action sur le corps humain.

Cela étant, il est évident que notre souci, en tant qu'hôte, est de favoriser la colonisation des bactéries positives. Il existe différentes sortes de lactobacilles, et parmi eux le *Bifidobacterium* est le plus représenté dans nos intestins. Vous ne serez pas étonnés d'apprendre que la meilleure façon de se nourrir pour créer un environnement favorable aux bifidobactéries est de privilégier les légumes et les fruits au détriment des produits d'origine animale.

Si l'assurance de conditions de vie favorables pour les bonnes bactéries est nécessaire pour avoir un microbiote intestinal sain, contrairement à ce que l'on pourrait penser, des intestins n'hébergeant *que* de bonnes bactéries ne seraient pas plus sains pour autant.

D'après le Pr Tomotari Mitsuoka[1], « la flore intestinale d'un adulte en bonne santé doit être composée à hauteur de 20 % environ de lactobacilles ». Le reste est composé en majorité de bactéries neutres, et d'un petit pourcentage de « mauvaises » bactéries, même chez les

---

1. Professeur en agronomie et chercheur en microbiologie, pionnier dans le domaine de la microbiologie intestinale, il fut le premier à mettre en évidence les mouvements des bactéries intestinales. Il est aussi à l'origine des dénominations « bonnes » et « mauvaises » bactéries.

personnes les plus saines. Autrement dit, se débarrasser à 100 % des mauvaises bactéries n'est pas un gage de bonne santé.

Tout est affaire d'équilibre. Notre corps doit composer avec le bon comme avec le mauvais.

En effet, la volonté de se débarrasser de tout ce qui est « mauvais » est peut-être propre au monde des humains, mais, dans la nature, l'harmonie se crée dans l'équilibre entre les influences contraires.

D'ailleurs, même au niveau de nos sociétés humaines, il est certain que trop d'éléments négatifs nous rendraient la vie impossible, mais imaginez que tout soit parfaitement positif : l'air ne deviendrait-il pas vite irrespirable ?

Le fait d'abriter des éléments perturbateurs ne rend pas la société mauvaise en soi. C'est lorsque l'équilibre entre le bien et le mal est rompu qu'il devient difficile, pour le bien, d'agir.

On a observé que chez les fourmis aussi bien que chez les abeilles, par exemple, la règle des 20 % s'applique : sur toute la population, seuls 20 % d'individus travaillent correctement. Il semble qu'en biologie il suffise qu'une minorité œuvre dans le bon sens pour que l'équilibre soit préservé...

Même s'il peut paraître tentant de se débarrasser de tous les microbes, un excès de produits antibactériens, de stérilisation et d'antibiotiques ne peut que nuire à notre organisme. Rien n'est plus important que de maintenir l'équilibre. Notre objectif, pour être en bonne santé, est de préserver 20 % de bonnes bactéries dans nos intestins. Tout comme en société, où il suffit que deux dixièmes de la population agissent de manière positive pour que tout le monde vive en harmonie.

Que manger pour empêcher la prolifération des mauvaises bactéries ?

Voyons à présent comment nous pouvons agir pour favoriser les bonnes bactéries au détriment des mauvaises.

Comme nous l'avons vu, privilégier le végétal dans notre alimentation est primordial. En tant qu'animaux, nous devons consommer des végétaux afin de créer un environnement intestinal propice aux bactéries. C'est ainsi que nous, les humains, trouvons notre place au sein des autres règnes du vivant.

Nos intestins sont un univers. Nous portons cet univers et avons la responsabilité de faire en sorte qu'il soit accueillant pour ceux qui le peuplent, c'est-à-dire les microbes qui nous parasitent.

La première étape pour cela est de manger suffisamment de fibres.

Si l'on se penche sur la composition des matières fécales, on se rend compte qu'elles sont composées à 70 % d'eau. Le reste est un mélange de déchets alimentaires et de bactéries éliminées. Ce que l'on appelle « déchet » est en fait un conglomérat de matières non digérées, soit, pour la plupart, des fibres végétales. Autrement dit, plus on consomme d'aliments riches en fibres, plus les matières fécales sont expulsées régulièrement.

À l'inverse, une alimentation pauvre en fibres fait attendre plus longtemps les matières fécales dans les intestins avant de pouvoir les éliminer, leur laissant le temps de pourrir à l'intérieur même de notre organisme.

L'HARMONIE PAR LES 20 %

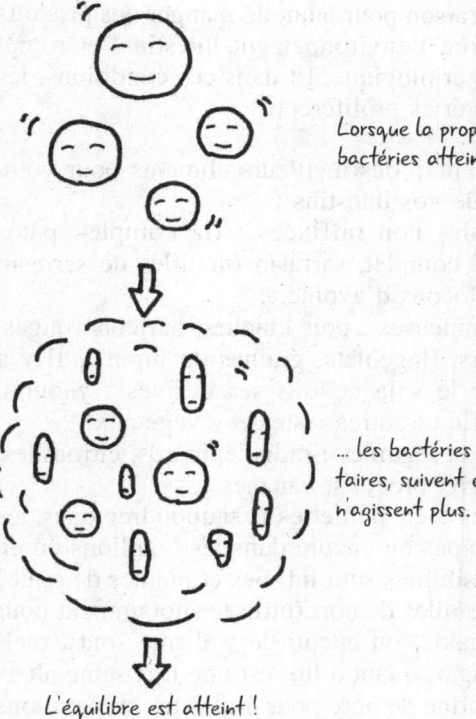

Lorsque la proportion de bonnes bactéries atteint 20 %...

... les bactéries neutres, majoritaires, suivent et les mauvaises n'agissent plus.

L'équilibre est atteint !

Au meilleur de notre forme, les bonnes bactéries colonisent nos intestins à hauteur de 20 % ; il est inutile de chercher à les faire progresser plus, ce serait sans résultat. Il suffit de maintenir cet équilibre pour que les mauvaises bactéries soient limitées dans leur expansion et que les bactéries neutres agissent dans le bon sens.

C'est ce qui se passe lorsque nous consommons trop de riz blanc et de blé non complet. Nous donnons plus de travail à nos intestins, dont le fonctionnement général est ralenti, tandis que la matière fécale s'y amoncelle. C'est la raison pour laquelle manger des produits raffinés détériore l'environnement intestinal et rompt l'équilibre bactériologique. Et dans ces conditions, les mauvaises bactéries prolifèrent.

Voici un éventail des meilleurs aliments pour votre santé et celle de vos intestins :
• Les céréales non raffinées : riz complet, pâtes complètes, blé complet, sarrasin (nouilles de sarrasin notamment), flocons d'avoine...
• Les légumineuses : pois chiches, haricots rouges, blancs ou noirs, flageolets, graines de lupin... Il y a aussi bien sûr le soja et tous ses dérivés : yaourts, crème, lait, tofu, et autres « steaks » végétaux...
• Les fruits et légumes : radis, épinards, citrouilles, pommes de terre, brocolis, bananes...
• Les algues : en paillettes à saupoudrer dans les quiches, les crêpes ou encore dans les bouillons ou en salade, les possibilités sont infinies et pleines de goût ! La dulse, les feuilles de nori (utilisées notamment pour enrouler les makis) ou encore le wakame sont excellents. L'agar-agar, quant à lui, est une très saine alternative à la gélatine de porc pour toutes les préparations nécessitant une opération de gélification.
• Les champignons : frais ou séchés, dégustons les champignons de Paris, cèpes, shiitakés, morilles...

On remarque que la cuisine traditionnelle japonaise (dont le régime d'Okinawa est très proche) donne la part belle à tous ces aliments : elle est particulièrement riche en fibres, bien plus que les menus que nous avons importés de la cuisine occidentale.

Cela peut prêter à sourire, mais les chercheurs ont déterminé que les Japonais d'autrefois, grâce à leur régime riche en fibres, expulsaient en moyenne trois à cinq fois plus d'excréments que les Occidentaux !

La quantité de selles que nous produisons est un très bon indicateur du niveau de santé de nos intestins. Une personne souffrant de constipation de manière chronique ne doit pas prendre ce symptôme à la légère : c'est le signe que sa flore intestinale est déréglée. Pour la rééquilibrer, pensons avant tout à manger suffisamment de fibres. En ce sens, la cuisine traditionnelle japonaise est une très bonne source d'inspiration et un bon point de départ pour ceux d'entre nous qui ont tendance à ne pas faire attention à ce qu'ils mangent.

Que penser des yaourts et autres probiotiques ?

Nous savons maintenant que manger des aliments riches en fibres est indispensable pour créer un environnement propice aux bonnes bactéries de nos intestins. Mais comment faire pour s'assurer que celles-ci prolifèrent ?

Ne suffirait-il pas d'avaler de ces bactéries au cours d'un repas ? Beaucoup de gens pensent qu'il suffit de consommer des aliments fermentés (comme les yaourts ou la choucroute) pour envoyer directement de bonnes bactéries vivantes dans les intestins. Cependant, ces bactéries venues de l'extérieur font figure d'étrangères dans la colonie déjà présente ; la bonne entente de tout ce petit monde n'est pas garantie.

Les bactéries que nous absorbons, même lorsqu'elles sont mortes, stimulent nos défenses immunitaires. Les yaourts ne sont pas les seuls pourvoyeurs de bactéries, ou alors il faudrait en avaler d'énormes quantités !

LES DEUX PILIERS DE NOTRE VIE

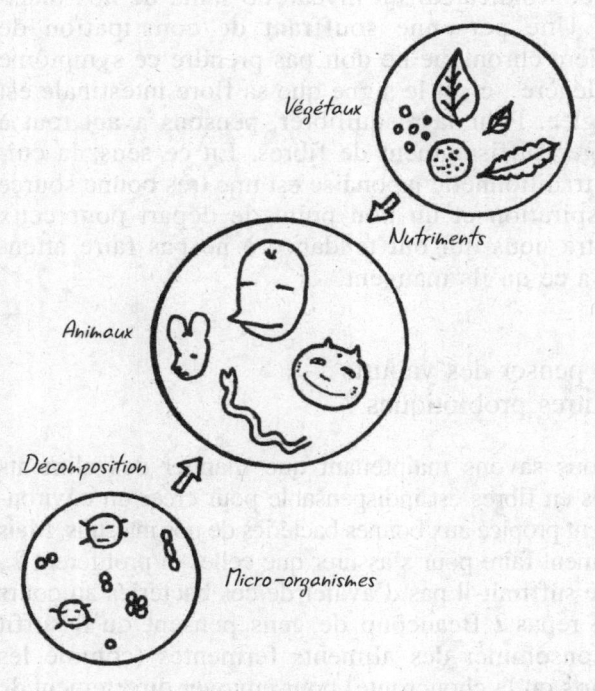

Les animaux prélèvent leurs nutriments et leur force vitale des végétaux, nutriments qui sont décomposés par le microbiote intestinal. Le corps humain est un écosystème qui a besoin de l'action conjointe d'éléments extérieurs pour fonctionner.

De plus, comme le résultat est très temporaire, il faudrait en manger très souvent, et la flore intestinale dépendrait trop de ces petits apports. On peut donc manger des produits fermentés, mais il ne faut pas en attendre de résultat sensible.

De fait, il n'existe pas d'aliment « miracle » pour rétablir notre équilibre intestinal, il est donc inutile de croire que notre santé dépend de tel ou tel produit. La seule façon de conserver un microbiote intestinal sain, c'est d'avoir une bonne hygiène de vie globale. Cela passe par une alimentation surtout végétale, d'inspiration japonaise plus qu'occidentale, de petits jeûnes réguliers ainsi que des massages intestinaux.

En observant ces conseils à la fois simples et sains, vous devriez en peu de temps abriter une flore intestinale en parfait équilibre. Cependant, il faut admettre que cet objectif est bien plus difficile à atteindre pour les personnes soumises au stress sur le long terme, ou celles dont les repas sont trop irréguliers. Si tel est votre cas, je vous conseille de vous procurer les suppléments suivants : gélules d'enzymes digestives et oligosaccharides.

Une gélule d'enzymes digestives (substances sécrétées par de bonnes bactéries) peut contenir jusqu'à deux mille milliards de lactobacilles (morts) en quelques grammes. Pour comparaison, un yaourt en contient deux milliards pour 200 millilitres. Certes, ils sont vivants, mais il faut bien considérer que, même mortes, les bactéries ont un impact positif sur la flore intestinale.

Les oligosaccharides sont des glucides qui ont la particularité d'échapper à la digestion. Ainsi, bien qu'ayant un pouvoir sucrant, leur ingestion ne provoque pas de hausse subite de sucre dans le sang. Par ailleurs, ils nourrissent les bonnes bactéries de notre microbiote et participent donc au maintien de notre équilibre intestinal. Parmi les édulcorants que vous pouvez utiliser en cuisine, citons par exemple l'extrait de *Siraitia grosvenorii*, le sirop d'agave ou la stévia. Il est vivement recommandé de les utiliser à la place du sucre blanc chez vous : ainsi, non seulement vous nourrirez vos bonnes bactéries, mais vous réduirez aussi les risques de diabète.

Notre style de vie détermine notre microbiote

Le premier changement que l'on perçoit en rééquilibrant sa flore intestinale est une confortable habitude concernant nos allées et venues aux toilettes pour la grosse commission. Celle-ci va d'ailleurs changer d'apparence. L'aspect de nos selles étant un très bon indicateur de l'état de santé des intestins qu'elles viennent de traverser, il est fort instructif de les analyser et ce, sans requérir la moindre visite chez le médecin : chacun peut le faire chez soi !

Les améliorations qu'un régime équilibré et une hygiène de vie saine procurent à nos intestins sont directement visibles dans les excréments. Voici les cinq points auxquels nous pouvons faire attention : la quantité, la forme, la fermeté, la couleur et l'odeur.

Dans l'idéal, nous devrions produire chaque jour des excréments de 2 à 3 cm de diamètre, pour l'équivalent en volume d'une à deux bananes ; constituées en bonne partie de lactobacilles, ces déjections ne devraient pas émettre d'odeur dérangeante, juste une légère odeur acide.

Les mauvaises odeurs et les gaz malodorants sont dus à la putréfaction des protéines animales dans les intestins. Nous en reparlerons plus en détail dans le chapitre 6, mais la pourriture dans les intestins influe sur le moral : irritabilité, anxiété, déprime y sont souvent liées. Une bonne hygiène alimentaire permet de faire prospérer les bactéries de type *Bifidobacterium*, qui ne produisent pas de mauvaises odeurs.

Un autre changement que l'on peut très vite observer se déroule au niveau de la couleur : de noires, les selles virent au marron et se rapprochent progressivement du jaune, à l'instar de celles des nourrissons. Bien sûr, nous ne pouvons y parvenir totalement car les *Bifidobacterium* de nos intestins, contrairement à ceux des bébés, ne peuvent dépasser les 20 %. Cependant une belle couleur beige est tout à fait honorable.

Au sujet de la fermeté, il est évident que « trop mou » et « trop dur » ne sont pas révélateurs d'un appareil intestinal en bonne santé.

Lorsque l'on suit un mode de vie sain, les petits écarts alimentaires n'ont pas réellement d'impact au niveau des odeurs que nous produisons. Ils en ont, par contre, directement sur la consistance de nos selles. Manger souvent de la viande et des céréales raffinées enraye l'activité globale des intestins, ce qui a pour conséquence de provoquer des excréments trop mous ou trop durs.

Comme nous le constatons, nos déjections sont les premiers indices de notre hygiène de vie quotidienne.

Si la nourriture est la composante majeure de notre santé intestinale, ce n'est pas la seule : le niveau de stress que nous subissons peut aussi grandement l'influencer.

Des chercheurs ont étudié le microbiote intestinal de personnes devant bientôt commencer un travail physiquement éprouvant. Sur les échantillons prélevés après deux semaines d'efforts, la proportion de mauvaises bactéries avait augmenté au détriment des bonnes. Au bout de seulement deux semaines de labeur intensif, et sans faire particulièrement attention à leur alimentation, ces personnes se sont retrouvées avec un microbiote intestinal pauvre, comparable à ceux de personnes âgées.

Certes, dans une certaine mesure, le stress est ce qui nous motive et nous fait progresser, mais il est indispensable d'apprendre à lâcher prise, à se relaxer.

La plupart de nos choix de vie ont des répercussions sur ce petit univers que représentent nos intestins.

Lorsque l'on parle d'écologie, on a tendance à penser aux problèmes environnementaux à l'échelle de notre planète, n'est-ce pas ? Or, il existe tout un écosystème en nous, qu'il est de notre responsabilité de maintenir en équilibre. La pollution n'est pas seulement autour de nous, elle peut s'installer dans nos propres organismes. Quiconque souhaite changer le monde autour de lui ne devrait-il pas penser d'abord à être, lui-même, un corps non pollué ? Améliorer sa santé, c'est améliorer ses performances, ses idées. Dès lors, c'est la société tout entière qui progresse.

Notre propre corps est ce par quoi nous explorons la vie, c'est notre seul critère. Sa santé passe avant tout par celle de nos intestins. Forts de ce savoir, nous devrions être en mesure, désormais, de vivre en bonne entente avec nos locataires, les bactéries.

À *retenir du chapitre 5*

1. Un nombre inimaginable de bactéries peuplent nos intestins.

2. L'état d'équilibre du microbiote intestinal est atteint lorsque les bonnes bactéries en constituent 20 %.

3. Nous ne serions pas plus en bonne santé en éliminant entièrement les mauvaises bactéries.

4. La cuisine traditionnelle japonaise est idéale pour favoriser les bonnes bactéries dans nos intestins.

5. La quantité, la forme, la fermeté, la couleur et l'odeur de nos excréments nous indiquent l'état de notre flore intestinale.

6

Faut-il chercher notre esprit dans nos intestins ?

Notre cœur et nos poumons possèdent-ils une part de notre *moi* ?

Dans ce chapitre, nous abordons un sujet fondamental : les relations entre les intestins et nos états d'âme. Tout d'abord, il est important de garder en tête que nous avons été, au cours de l'évolution, des êtres pourvus d'intestins bien avant d'être pourvus de cerveaux. Nous sommes, en quelque sorte, des « êtres intestinaux ».

Pourtant, bien des gens de nos jours pensent encore que la source de leur esprit se trouve dans leur cerveau. Par « source », j'entends tout ce qui caractérise notre existence d'êtres conscients, notre *moi*.

Serait-il possible que notre *moi* se trouve... dans nos intestins ? Cette théorie en étonnerait plus d'un, n'est-ce pas ? Et pourtant...

Pouvons-nous ressentir, ou même penser par nos organes digestifs ?

Il y a de fortes chances pour que vous répondiez à cette question par la négative. Et si je vous disais que l'on a malgré tout observé des phénomènes qui prouvent cette possibilité ?

Si l'on a longtemps cru que le corps agissait sous les ordres du cerveau et que ce dernier était le centre de contrôle de l'action, aujourd'hui ce mythe commence à vaciller.

Avez-vous déjà entendu parler de Claire Sylvia ? Cette Américaine a subi à l'âge de quarante ans une double transplantation du cœur et des poumons. Elle raconte l'expérience étrange qu'elle vit, depuis cette greffe, dans un livre intitulé *Mon cœur est un autre*[1].

L'opération fut un succès, mais quelque temps plus tard la patiente a senti apparaître en elle une « nouvelle personnalité ». Ces nouveaux goûts, ces nouvelles habitudes qu'elle se découvrit s'avérèrent coïncider avec celles de son donneur, un jeune homme mort dans un accident de moto. Autrement dit, la personnalité de cet homme s'était transplantée en elle, en même temps que son cœur et ses poumons. Claire Sylvia n'a pas seulement hérité d'organes, elle a hérité d'une part du caractère de leur précédent propriétaire.

Ce cas est loin d'être isolé, même si une partie de la médecine actuelle est encore peu disposée à se pencher sur le sujet.

N'est-il pas communément admis que le siège de nos émotions se trouve dans le cœur ? Et pourtant, pour les médecins, celui-ci n'est rien de plus qu'une pompe servant à faire circuler l'oxygène dans le corps. Si nous ressentons, tout au fond de nous, que quelque chose

---

[1] Aux éditions J.-C. Lattès. *(Note de la traductrice.)*

échappe aux scientifiques de ce côté-là, l'histoire de Claire Sylvia ne semble pas si incroyable.

Il en va de même avec les intestins. Jusqu'ici, nous avons passé en revue les fonctions physiologiques de ces organes : digestion, absorption, excrétion, défenses immunitaires... Nous allons désormais découvrir quel rôle ils jouent dans nos émotions.

Penser et ressentir sont deux choses différentes. C'est avec nos intestins que nous ressentons.

D'ailleurs, plus on étudie la phylogénèse (les liens de parenté entre les êtres vivants), plus cette idée semble évidente.

Les émotions des intestins

Selon la phylogénèse, notre cœur et nos poumons sont issus des branchies des poissons, à partir desquelles ils ont évolué. Or, les branchies sont elles-mêmes des organes qui ont évolué à partir des intestins.

Nos ancêtres les plus reculés dans l'évolution, les tout premiers vertébrés, n'étaient constitués, de la bouche à l'anus, que d'un long tube digestif. À cette époque, les êtres n'étaient pas encore pourvus de cerveau. Le cœur et les poumons seraient des extensions des intestins dont ils se sont désolidarisés, tandis que le cerveau s'est constitué à partir de nerfs de la paroi intestinale et de nerfs sensoriels.

Dès lors, si le cœur est le siège des émotions, on comprend que les intestins, d'où s'est extrait le cœur, soient eux-mêmes la source des émotions.

Notre esprit réside dans nos intestins aussi bien que dans notre cœur. Cette vision du corps et de l'esprit centrée sur les viscères peut paraître étrange du point de vue de la médecine actuelle, mais elle est finalement très proche de la compréhension japonaise traditionnelle de l'existence. De même, cette conception ne sera pas étrangère aux pratiquants d'arts martiaux, de qi gong ou de yoga : pour chacune de ces voies, le ventre est bien plus que le milieu du corps.

Traditionnellement, les Japonais considèrent l'existence selon ces trois fondamentaux : savoirs, sentiments et volonté.

Les savoirs (la faculté de raisonner) sont régis par la tête (le cerveau).

Les sentiments (la faculté de s'émouvoir) sont régis par le cœur.

La volonté (la faculté de vouloir, de désirer) est régie par le ventre (les intestins).

Autrement dit, notre conscience ne se limite pas à notre tête, mais réside aussi dans notre cœur et notre ventre. Nous ne sommes pas uniquement définis par notre cerveau, mais par notre corps dans son ensemble.

De ces trois *moi*, celui qui loge dans nos intestins est, de loin, le plus important. Comme nous l'avons vu, c'est en effet de lui que le cœur et le cerveau sont issus. Notre existence est intrinsèquement liée à notre ventre.

Notre esprit ne trouve pas ses racines dans notre cerveau ; nous pouvons vraiment nous considérer comme des « êtres intestinaux ».

Cela n'a rien d'étonnant, puisque les trois rôles principaux des intestins (digérer, absorber, excréter) sont les piliers de notre vie physiologique. Vivre, c'est manger, parce que la nourriture fait entrer en action nos intestins et que ce sont eux qui nous font ressentir la vie.

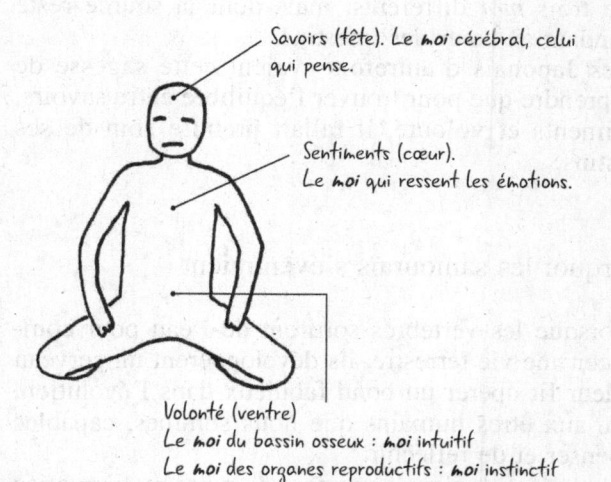

L'ÉQUILIBRE ENTRE NOS DIFFÉRENTES CONSCIENCES

Savoirs (tête). Le *moi* cérébral, celui qui pense.

Sentiments (cœur). Le *moi* qui ressent les émotions.

Volonté (ventre)
Le *moi* du bassin osseux : *moi* intuitif
Le *moi* des organes reproductifs : *moi* instinctif

Il est très important de maintenir l'équilibre entre savoirs, sentiments et volonté. À trop se reposer sur le *moi* du raisonnement, on devient trop cérébral et on oublie le cœur de notre corps, où sommeillent l'instinct, l'intuition et les émotions. Pour l'éviter, nous devons nous recentrer sur notre centre de gravité : notre ventre. Ce qui nous permet d'être plus en phase avec notre *moi* intérieur.

En effet, les premiers vertébrés, au tout début de notre marche de l'évolution, n'avaient pas de cerveau et pourtant, ils étaient mus par une volonté, ils avaient des émotions. Ils ressentaient par les intestins. Et nous-mêmes, êtres humains, bien qu'ayant énormément évolué depuis ces petites créatures, nous avons gardé cette faculté de ressentir.

Comme nous l'avons vu, les poumons, le cœur et le cerveau se sont développés à partir de différentes fonctions de nos organes digestifs. Cette évolution fait de nous des êtres complexes, à la conscience partagée entre trois *moi* différents, mais dont la source reste cependant au cœur des intestins.

Les Japonais d'autrefois avaient cette sagesse de comprendre que pour trouver l'équilibre entre savoirs, sentiments et volonté, il fallait prendre soin de ses intestins.

Pourquoi les samouraïs s'éventraient

Lorsque les vertébrés sortirent de l'eau pour commencer une vie terrestre, ils développèrent un cerveau qui leur fit opérer un bond fabuleux dans l'évolution, jusqu'aux êtres humains que nous sommes, capables de penser et de réfléchir.

Cependant, le développement de notre matière grise s'est accompagné d'un abandon progressif de notre cœur, de nos intestins, et de cette perception holistique de notre propre corps. De nos jours, peu de gens ont conscience que leurs intestins renferment une part si importante de leur personnalité. Et pourtant, c'est toujours le cas !

Le Pr Katsunari Nishihara[1], spécialiste en théorie de l'évolution, pointe du doigt un fait intéressant : lorsque nous avons faim, les intestins tout entiers sont douloureux. Il considère ce phénomène comme un instinct de survie. Or, dans nos vies à l'abri du besoin, cet instinct

---

1. Ce professeur a effectué des recherches pour confirmer sa théorie de l'évolution et met en pratique sa propre conception du système immunitaire en clinique. C'est aussi un spécialiste des implants dentaires et de moelle épinière.

est mis en veille ; il ne refait surface que lorsque notre existence est menacée.

« *Avoir du cœur au ventre* », « *Avoir des tripes* », « *Vouloir savoir ce que quelqu'un a dans le ventre* », « *Être un ventre mou* »...

Les expressions usuelles mettant en scène nos organes digestifs sont légion et fort imagées, reflétant nos désirs et notre personnalité. Tout un faisceau de sentiments repose bel et bien au centre de notre corps. Lorsque les samouraïs s'éventraient pour exécuter le fameux *seppuku*, ils savaient bien qu'ils laissaient derrière eux un symbole fort : ils s'attaquaient directement au plus profond de leur être.

Nous avons beau passer notre temps à réfléchir, à peser le pour et le contre, à faire les comptes... c'est notre moi intuitif, celui des désirs et de la volonté, qui reste le plus puissant. En japonais, nous utilisons l'expression *hara ga suwaru* (« avoir le ventre stable ») pour désigner quelqu'un qui sait garder son sang-froid, qui reste constant et ne vacille pas : elle ne saurait mieux refléter la réalité.

Toujours selon le Pr Nishihara, nos besoins ancestraux s'activent non seulement lorsqu'il faut se nourrir, mais aussi lorsqu'il faut se soulager.

Ainsi, une fois le travail de l'intestin grêle et celui du gros intestin terminés, le moment de l'expulsion est particulièrement jouissif et nous fait ressentir, par instinct, un véritable soulagement. Cette sensation fort agréable s'apparente à celles que nous procurent nos organes sexuels.

Manger pour remplir notre estomac. Aller aux toilettes pour vider nos boyaux. Ces comportements hautement gratifiants se font l'écho d'instincts primaires.

Répondre à ces besoins très puissants est essentiel pour faire circuler l'énergie en nous. Et pourtant, il arrive qu'ils soient en opposition avec la partie « savoirs » de notre *moi*, autrement dit, avec notre cerveau.

CESSER DE PENSER AVEC LE CERVEAU

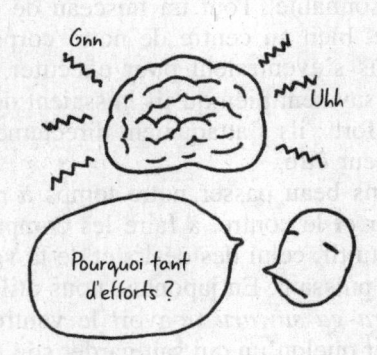

Pourquoi tant d'efforts ?

Ce qui se passe dans notre cerveau ne nous définit pas entièrement. En nous focalisant sur notre intellect, nous arrivons de moins en moins à percevoir les sensations de notre organisme. Plutôt que de « penser avec son cerveau », il faut avant tout « ressentir avec son corps ». Être à l'écoute de son corps permet de comprendre, petit à petit, à quel point nos intestins sont directement liés à nos émotions.

Les émotions émanant de notre cœur sont encore différentes : il s'agit par exemple de l'amour que l'on porte à quelqu'un, du souci que l'on se fait pour ceux qui nous sont chers, de la colère ou encore des passions que nous abritons…

C'est donc avec trois centres de perception différents, qui ne forment qu'une seule entité, que nous devons apprendre à vivre. Les personnes convaincues que leur *moi* ne réside que dans leur cerveau ne perçoivent qu'une petite partie de l'existence et perdent en dynamisme. Cela revient à perdre de vue l'essentiel de la vie.

Ne dit-on pas de ceux qui n'ont plus goût à la vie, et qui ne savent plus où se trouvent leurs priorités, qu'ils « réfléchissent trop » ?

Ce que nous mangeons influe sur nos états d'âme

J'aimerais maintenant revenir sur les liens entre la nourriture que nous ingérons et nos intestins.

Comme nous venons de le voir, nos organes digestifs sont directement liés à nos sentiments, ceux qui viennent du cœur. Pour autant, les intestins restent des organes digestifs, dont la fonction première est de digérer, absorber et excréter nos repas. Il n'y a donc rien d'étonnant dans le fait que les aliments influent aussi sur notre état psychologique.

Nous avons déjà abordé ce fait dans le chapitre 1 : lorsque les intestins ne vont pas bien, notre humeur ne va pas mieux. Pour peu que nous ayons des ennuis, si notre appareil digestif est en déroute, l'impact sur le moral s'en trouve démultiplié.

Les déchets qui encombrent les intestins encombrent aussi le cœur.

À l'inverse, assainir ses intestins, c'est assainir son cœur.

Cela peut sembler simpliste, et pourtant, ce rapport de cause à effet est aussi facile à comprendre qu'il y paraît ! En effet, lorsque nos intestins souffrent, nous nous sentons anxieux, irrités, tendus. Les personnes qui ressentent ces troubles sans raison apparente ne sont pas psychologiquement plus faibles que les autres : il y a de grandes chances pour que ce mal-être soit la manifestation d'un dérèglement de l'équilibre intestinal. Il est inutile de se couvrir de reproches ou de se laisser envahir par un sentiment de culpabilité : prendre conscience du véritable problème et agir en conséquence est la seule bonne solution pour retrouver entrain et énergie !

Si l'on veut « réparer » sa tête et son cœur, il faut commencer par « réparer » ses intestins. Un appareil digestif qui recouvre la santé permet d'apaiser notre esprit et nous redonne, peu à peu, motivation et enthousiasme.

Parvenir à cette tranquillité de l'âme permet de ne pas se laisser malmener par les aléas de la vie. Lorsque des soucis se présentent mais que nous sommes en bonne santé, nous sommes mieux à même d'y faire face, et la volonté de trouver des solutions ne nous fait pas défaut. Par ailleurs, résister à la pression est bien plus facile dans un corps en pleine forme.

En tant qu'êtres vivants, nos besoins sont l'expression de notre volonté de vivre, il convient donc de savoir les prendre en compte. Cependant, si notre appareil digestif est déséquilibré, si notre système immunitaire ne fonctionne plus correctement, ces besoins vitaux sont dénaturés. Alors, notre moi profond ne s'exprime plus comme il le faudrait : dans ce cas, même les personnes les plus actives, les plus inspirées, perdent de vue l'essentiel et n'arrivent plus à prendre les bonnes décisions. Trop soumises à leurs pulsions biaisées, qu'elles ne parviennent plus à contrôler, ces personnes perdent pied. Ce qui a aussi pour conséquence de rendre houleuses et tendues les relations avec leur entourage...

La langue japonaise aussi regorge d'expressions utilisant l'image du ventre. Parmi elles, « avoir le ventre noir » signifie « être mauvais », ce qui illustre très bien le fait que des intestins pollués influent de manière négative sur notre personnalité. Pour éviter cet écueil, il suffit de bien comprendre les rapports entre le cœur et l'appareil digestif et de faire les bons choix, au quotidien, au moment de composer notre assiette.

Beaucoup de manuels et de méthodes promettent de renforcer notre mental, mais il est très rare que le fonctionnement intestinal y soit expliqué. Tout au plus y trouve-t-on parfois une rapide mention de l'« intérêt » d'avoir une flore intestinale saine.

Ce paramètre est bien plus important que cela, il est même primordial, puisque l'état des intestins influe directement sur nos états d'âme. Un dysfonctionnement de nos organes digestifs peut directement impacter nos capacités de jugement : comment prendre une bonne décision lorsque nous perdons notre sang-froid, notre calme, notre discernement et enfin la maîtrise de nous-mêmes ? Nous ne contrôlons pas tout avec notre cerveau ; ce qui lui échappe se décide au niveau du ventre.

Le but de cet ouvrage est de comprendre toutes les possibilités de vie meilleure qui s'offrent à nous pour peu que l'on prenne enfin en compte notre « intelligence de l'intestin ».

À propos de la sérotonine

Il existe un autre lien très important entre notre esprit et nos intestins.

Il est communément admis que la dépression est due à une baisse de sécrétion d'un neurotransmetteur, la sérotonine, dans le cerveau. Le renfort de sérotonine est donc considéré comme l'un des meilleurs moyens pour contrer la dépression, bien que la médication chimique s'accompagne de très nombreux effets secondaires.

Ces antidépresseurs sont censés agir sur le cerveau, mais comment cela peut-il être efficace à long terme ? Cette façon de concevoir la santé doit paraître totalement incongrue aux lecteurs qui ont lu les chapitres précédents, puisqu'elle ne prend pas un instant en compte l'hygiène des intestins.

Et pourtant, l'influence sur notre moral de ces derniers, qu'ils soient en pleine forme ou en mauvais état, est non négligeable.

Si au moins les antidépresseurs avaient une réelle efficacité, on pourrait s'en contenter, mais ce n'est pas le cas : au cours des dix dernières années, le nombre de personnes souffrant de dépression n'a cessé d'augmenter, et, avec lui, le nombre de psychothérapeutes.

J'aimerais maintenant insister sur deux points particulièrement importants :

1. À l'heure actuelle, le lien entre le défaut de sérotonine dans le cerveau et la dépression n'est pas scientifiquement prouvé ; pour l'instant, ce n'est encore qu'une hypothèse.

2. C'est dans les intestins que se crée l'essentiel de la sérotonine (95 %) ; le cerveau n'en produit qu'à peine 3 %.

LES INTESTINS, PRINCIPAUX PRODUCTEURS DE SÉROTONINE

Lorsque les intestins entrent en mouvement...

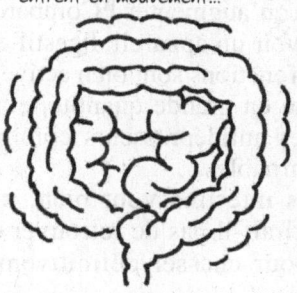

... ils sécrètent de la sérotonine, qui apaise l'esprit.

En tant que neurotransmetteur, la sérotonine permet de contrôler nos états d'âme. Elle est sécrétée à hauteur de 95 % par les intestins en période de digestion. Des organes digestifs fonctionnant au meilleur de leur potentiel produisent donc plus de sérotonine et notre humeur en est positivement impactée. La médecine occidentale tient pour acquis le fait que des intestins en bonne santé sont les garants d'un bon moral.

Concernant le premier point, si l'on considère que les recherches scientifiques se font à partir d'hypothèses, ce n'est pas gênant en soi. Là où cela peut devenir problématique, c'est que la prescription des antidépresseurs se base sur cette seule et unique hypothèse ; si elle venait à se révéler fausse, les fondements mêmes de la psychiatrie vacilleraient.

À propos du second point, il y a de quoi s'étonner, n'est-ce pas ? Imaginez un peu : non seulement la médecine psychiatrique se fonde sur une hypothèse incertaine, mais les médicaments qu'elle prescrit ne sont pas vraiment efficaces, tandis que le nombre de patients ne fait qu'augmenter ! Comparez à cela le fait qu'il suffit d'avoir un appareil digestif en bonne santé, dont toutes les fonctions sont bien actives, pour sécréter de la sérotonine en grande quantité, et vous ne considérerez plus les antidépresseurs comme des médicaments incontournables...

Lorsque nos intestins vont bien, notre esprit est serein. Ne suffirait-il pas de retrouver cette sensation de bien-être pour chasser définitivement la dépression ?

L'hypothèse selon laquelle une carence en sérotonine dans le cerveau est responsable de la dépression sera peut-être vérifiée un jour. En attendant, le but de ce livre est d'informer sur les gestes quotidiens à effectuer afin de rétablir sa santé physique et psychique. En prenant correctement soin de nos intestins, nous nous préservons au maximum des risques liés aux médicaments.

En effet, nous ne sommes pas obligés de nous reposer entièrement sur les hypothèses scientifiques : quelle est l'utilité de développer une dépendance à des antidépresseurs qui ne garantissent pas de résultat ? Ne vaut-il pas mieux tenter de faire attention à son alimentation ?

Il nous est possible, dans une certaine mesure, de faire face par nous-mêmes aux problèmes de santé qui surviennent, et de leur trouver une solution qui nous permettra de vivre avec un esprit sain dans un corps sain.

Nos intestins sont la source de tant de bienfaits vitaux qu'il semble incroyable que nous les ayons sous-estimés et ignorés à ce point pendant de si nombreuses années !

La recherche en neurosciences, l'entraînement cérébral... tout ce qui concerne le cerveau est fort intéressant en soi et peut déboucher sur des applications des plus effectives. Cependant, leur succès de ces dernières années a relégué dans l'ombre notre *moi* le plus ancien et le plus essentiel. Il repose au fond de nous en attendant de pouvoir s'exprimer, mais plus on l'ignore, moins il parvient à le faire...

S'il est un fait que l'on constate en étudiant ces rapports entre les différents *moi*, c'est que les intestins sont notre « premier cerveau », et que le cerveau lui-même en dépend.

Le chapitre suivant s'intéresse à la spiritualité et s'attaque plus en profondeur à cette question du *moi*, au travers d'un questionnement sur l'âme.

Le sujet peut sembler un peu complexe a priori, mais nous verrons à quel point l'état d'« éveil spirituel », par exemple, qui est loin d'être une notion nouvelle, dépend encore une fois beaucoup de la santé de nos intestins.

ACTIVONS L'INTELLIGENCE DE NOTRE INTESTIN !

Intuition (cf. Chapitre 7)

- Nourriture
- Intestins
- Cœur

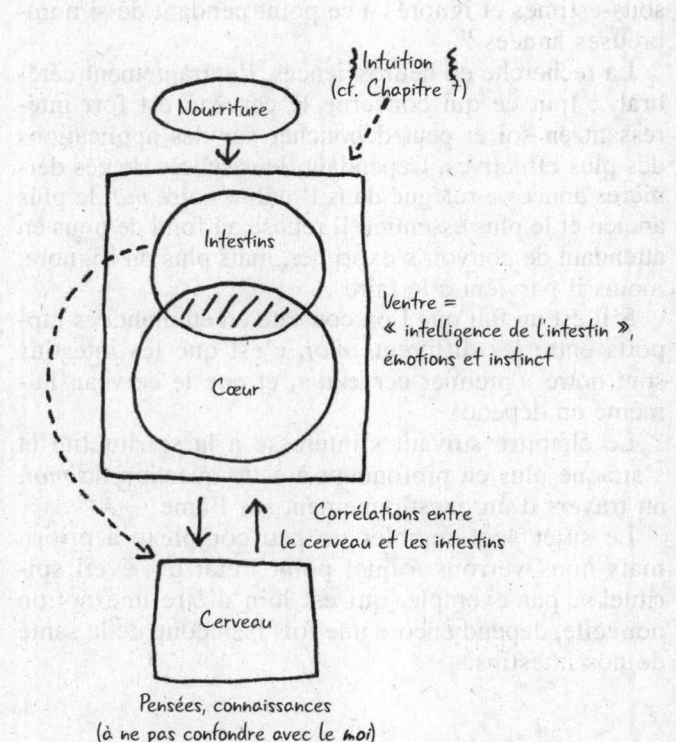

Ventre = « intelligence de l'intestin », émotions et instinct

Corrélations entre le cerveau et les intestins

- Cerveau

Pensées, connaissances
(à ne pas confondre avec le *moi*)

En considérant les liens étroits entre les organes digestifs et le cœur, l'importance d'une alimentation saine devient évidente. En choisissant désormais notre nourriture selon des critères de compatibilité avec nos intestins, nous apaiserons notre cœur, et notre cerveau nous remerciera aussi. Cet état de santé optimal permet en outre de traiter les informations qui nous entourent avec bien plus d'acuité, et de renforcer notre intuition. Pour faire fonctionner au mieux tout notre organisme, il nous suffit de chouchouter nos intestins, et de profiter de leur intelligence !

À *retenir du chapitre 6*

1. Notre personnalité ne se résume pas à ce qui se passe dans notre cerveau.
2. Notre cœur, siège des émotions, est issu de nos organes digestifs.
3. Digérer, absorber et excréter les aliments est le premier pilier de notre vie.
4. Des intestins encrassés, c'est un cœur pollué et des émotions entachées.
5. Des intestins fonctionnant correctement produisent de la sérotonine et participent de notre équilibre psychique.

Pour aller plus loin…

Bien utiliser la glycolyse et le système des mitochondries

Comme nous l'avons lu dans le chapitre 4, notre organisme est équipé de deux systèmes de production d'énergie. En termes de rentabilité, les mitochondries en produisent beaucoup plus que la glycolyse, mais cette dernière n'est pas inutile pour autant. Ainsi que l'a écrit Tôru Abo, un grand nom de la recherche en médecine immunitaire[1] : « C'est dans une utilisation de ces deux systèmes à bon escient que l'être humain puise sa force vitale. »

Ce livre a pour objectif d'informer sur les méfaits d'une hygiène de vie qui reposerait trop sur la glycolyse, et sur la meilleure façon d'activer notre production d'énergie mitochondriale, source de bienfaits pour notre esprit, notre corps et notre longévité. Il n'empêche que la glycolyse, en tant que « source d'énergie immédiate », convient pour les efforts rapides, tandis que les mitochondries prennent le relais pour les situations quotidiennes et celles qui demandent de l'endurance. Selon le Pr Abo, « au stade de l'enfance, la division cellulaire fonctionne à plein régime et la glycolyse permet de répondre à la vitalité débordante des petits, qui ont souvent bon appétit. Arrivé à un âge moyen, logiquement, notre appétit doit se

---

1. Tôru Abo est professeur de médecine, spécialisé dans la recherche immunitaire. Il est notamment à l'origine d'une théorie expliquant les rapports entre les nerfs autonomes et les globules blancs. Ces dernières années, il s'est consacré à l'étude des mitochondries et plaide pour une remise en question de nos styles de vie actuels.

restreindre et nous ne devrions plus avoir la même appétence pour les produits gras et carnés : c'est ainsi que notre système d'énergie mitochondrial devient prioritaire. Si l'on ne suit pas cette évolution, si l'on continue à se nourrir comme des enfants et à s'agiter autant qu'eux au travail, en nous reposant sans arrêt sur la glycolyse, notre corps commencera à pousser de hauts cris. Les risques de développer un cancer ou une maladie cardio-vasculaire augmenteront. Avec l'âge, nous perdons une certaine agilité, une certaine aisance dans les mouvements, mais nous gagnons en tranquillité d'esprit, en connaissances, en stabilité émotionnelle. S'oxygéner, c'est vieillir ; si nous sommes certains de mourir, la qualité de notre vie, elle, est entre nos mains ».

Les athlètes pratiquant des sports qui nécessitent un apport immédiat en énergie, basé sur le système de glycolyse, atteignent leurs limites physiques vers trente ans. D'autres sports, comme les arts martiaux, font bien plus appel à l'énergie mitochondriale ; dans ces disciplines, il n'y a pas d'âge de la retraite : les experts continuent, malgré les années, à affiner leur technique. C'est toute la différence entre le « sport », à proprement parler, et la « discipline ».

7

Écouter son intuition et s'ouvrir au monde

Sentiment ou intuition ?

Les chapitres précédents avaient pour ambition de démontrer que nous sommes des « êtres intestinaux », et ce, à bien des égards. Qu'en avez-vous pensé ?

On peut considérer les découvertes sur notre évolution physiologique comme relevant de la théorie, cependant, il est inutile de nier que nous en ressentons toutes les influences dans notre organisme. Nos lointains ancêtres, les tout premiers vertébrés, n'étaient constitués que d'un tube digestif et d'un système nerveux composé tout au plus de quelques faisceaux de nerfs. Ces formes de vie primitives ne pouvaient pas penser comme nous le faisons, mais elles devaient forcément appréhender le monde extérieur.

Avant de pouvoir analyser avec un cerveau, ces êtres ressentaient avec leurs intestins. Ces émotions diverses se transmettaient aux muscles *via* les nerfs, faisant s'activer l'animal. C'est ainsi que vivaient les premiers vertébrés, et il n'y a aucune raison pour que l'apparition progressive du cerveau nous ait privés de ce mode de perception basique !

La capacité de penser s'est ajoutée à celle de ressentir.

Dès lors, petit à petit, nous avons évolué jusqu'aux êtres humains que nous sommes. Bien que nous soyons censés nous servir de notre faculté de penser en association avec notre faculté de ressentir, de nos jours ce n'est malheureusement plus le cas. Notre pouvoir de penser a complètement pris le dessus.

Pourtant, en cédant au « tout cérébral », ce sont nos instincts de vie primordiaux que nous perdons.

Est-il possible d'échapper à cette perception uniforme de la vie ? Oui, en se recentrant sur d'autres aspects. Nous avons déjà parlé du cœur et de nos perceptions émotionnelles. Il nous reste à mentionner un tout autre aspect de notre conscience, dont les contours sont plus flous : il s'agit de la spiritualité.

Ce terme a tendance à évoquer des questions d'ordre religieux, soit un domaine qui, du point de vue général, ne fait pas bon ménage avec la science. Or, ce n'est pas forcément le cas : la spiritualité peut tout à fait être vécue et évoquée en dehors du cadre religieux.

Ce concept de spiritualité est en effet très important à saisir si l'on ne veut pas passer à côté de ses propres intuitions et de sa propre personnalité. C'est là le véritable enjeu de ce livre, que vous ne manquerez pas d'atteindre en renforçant votre « intelligence de l'intestin ».

Tout d'abord, tentons de nous débarrasser de tout préjugé afin de répondre à cette question : qu'est-ce que la spiritualité ?

L'Organisation mondiale de la santé (OMS) définit le terme « santé » comme suit : « État complet de bien-être physique, mental et social qui ne consiste pas seulement en l'absence de maladie ou d'infirmité. »

Cette définition date de 1978, or ces dernières années un débat s'est engagé sur l'ajout ou non de la mention de « bien-être spirituel ». Cela montre bien à quel point ce critère est essentiel à prendre en compte lorsqu'il s'agit d'évaluer notre état de santé. Mais quelle est, précisément, la différence entre « spirituel » et « mental » ? Beaucoup de gens doivent considérer qu'il s'agit plus ou moins de la même notion.

Nous pouvons d'ores et déjà apporter cet élément de réponse : le *mental* fait référence à notre état d'esprit, à notre cœur, ce qui n'est pas le cas du *spirituel*. Les Japonais d'autrefois établissaient clairement une différence entre les deux : ne disait-on pas « L'homme s'arrête à la mort, l'âme lui survit » ?

Certes, il existe des débats sur l'existence même de l'âme, mais je souhaite attirer votre attention sur cette question : qu'était ce phénomène, dont les Anciens pensaient qu'il nous survivait ?

Le cerveau n'est pas le centre de nos intuitions

L'intuition relève du spirituel, tandis que les émotions relèvent du cœur.

Nous nous représentons souvent l'intuition comme des sortes d'antennes ultrasensibles destinées à capter les informations extérieures, mais en quoi cette fonction est-elle si différente de nos émotions ?

Ressentir et saisir sont deux aptitudes différentes.

De fait, si le cœur (tout près des intestins dont il est

issu) est le siège de nos émotions, on a du mal à imaginer que la faculté de saisir le monde extérieur soit elle aussi repliée dans les méandres de nos organes digestifs !

Où se trouvent donc ces « antennes » ? On aurait tendance à penser qu'elles sont rattachées au cerveau, ce qui s'avérerait de plus bien pratique pour les différencier de nos émotions, rattachées au cœur (et donc, au ventre). Mais c'est un piège...

Prenons l'exemple d'un joueur de football. S'il veut avoir un jeu réactif, il n'a pas le temps de réfléchir à chacune des actions qu'il doit accomplir : autour de lui la situation évolue en permanence.

Pour les animaux confrontés à la vie sauvage, encore plus que pour les footballeurs, la réactivité est primordiale ; lorsqu'il est question de vie ou de mort, la réflexion passe complètement à la trappe. Les animaux agissent parfois sans prendre le temps de réfléchir et en suivant leurs perceptions, de manière bien plus naturelle que nous autres, humains.

Nous avons parfois des idées qui apparaissent spontanément, mais si elles ne sont pas directement reliées à nos agissements, elles ne relèvent pas réellement de l'intuition. Face au danger, les animaux ne peuvent se permettre d'attendre un éclair de génie !

Nous pouvons l'affirmer : ce n'est pas non plus du côté du cerveau qu'il faut chercher nos antennes intuitives.

Le cœur (les intestins) ressent.

Le cerveau pense.

Mais quel est la partie de notre corps qui capte ?

C'est bien de cela qu'il est question : ce que les anciens Japonais appelaient « âme », ce que les religions font passer pour des « révélations », nous l'appelons ici « perception », « fait de saisir », « de capter », ou « intuition ».

Sans entrer dans le débat de l'OMS sur la définition de la santé, le bien-être du cœur est en effet différent du bien-être de l'âme.

Ce concept d'âme, que nous avons tendance à éluder, gagnerait pourtant à être étudié dans son aspect physiologique, et d'un point de vue strictement scientifique.

Un monde spirituel

La spiritualité ne se limite pas à des intuitions et à des perceptions ; elle regroupe aussi ce qui compose notre personnalité, et notre dignité.

Une expression japonaise, que l'on n'entend plus très souvent de nos jours, parle d'« élever son esprit ».

Les amateurs de sumo se rappelleront certainement le lutteur de rang *yokozuna* (« grand champion ») Akinori Asashôryû, et l'époque où ses frasques faisaient de temps à autre la une des journaux. Au début des années 2000, ces scandales médiatiques furent l'occasion, pour le comité de ce sport, de se concerter sur ce que devrait être l'« honneur des athlètes de sumo ». En substance, voici ce qu'ils exprimèrent : « Il ne suffit pas d'être fort pour être un bon lutteur de sumo ; il faut agir noblement. » Malheureusement, je ne crois pas qu'il y ait en ce moment un lutteur véritablement capable d'incarner cet état d'esprit. Et pourtant, ce n'est pas faute d'avoir suivi leurs faits et gestes à travers les médias…

Le sens de l'honneur est un concept que tout le monde ne comprend pas. Asashôryû, pour accéder au rang de *yokozuna*, a entraîné son corps, s'est forgé une psychologie de vainqueur, et a perfectionné sa technique.

Ce faisant, il a accédé au rang le plus élevé de la discipline. Mais cela n'a pas semblé suffire, et l'on est en droit de se demander si ce champion, lorsqu'il a entendu les sanctions prononcées à son encontre, a seulement compris ce qu'on lui reprochait...

La pratique des arts martiaux repose sur trois piliers fondamentaux : esprit, technique et force. L'esprit comprend cette notion d'honneur, qui n'apparaît pas forcément lors des combats. En cela encore, ces disciplines diffèrent des sports où seul le résultat compte.

Si l'on considère le sumo comme un sport fait de victoires et de défaites, la notion d'« honneur » n'y a pas sa place. Pire, elle peut paraître gênante. On comprend dès lors pourquoi Asashôryû, qui ne semblait pas vouloir s'améliorer sur ce terrain, a provoqué un certain malaise dans le milieu.

Pourquoi le côté spirituel de la vie est-il si important ? Comme nous l'avons évoqué plus haut, l'âme serait ce qui perdure après la mort. Autrement dit, élever son esprit, c'est atteindre à des considérations qui dépassent notre condition de mortels, et c'est aussi s'apaiser face à la mort.

Comment peut-on atteindre la sphère de ce qui ne change pas dans le temps ?

En Asie, on désigne le spirituel par la voie du tao. L'ikebana, la cérémonie du thé, le judo, le kendo, l'aïkido... toutes ces disciplines sont des moyens de suivre cette voie, d'élever son esprit.

Pour les pratiquants de ces arts, la victoire n'est rien : ce qui les intéresse, c'est de toucher à ces notions impérissables, d'en prendre pleinement conscience. Tout un aspect de la culture japonaise s'est développé autour de l'élévation de l'esprit. Peut-être comprenez-vous mieux, désormais, ce que cette expression signifie ?

On ressent avec le ventre, on pense avec la tête, mais nous ne savons toujours pas où se trouve le siège de nos perceptions. C'est pourtant un élément nécessaire à comprendre si l'on veut avoir une vision générale de la physiologie humaine.

Où l'os de la queue fait son apparition

Comment pouvons-nous travailler à élever notre esprit ? Tout d'abord, il faut bien avoir compris que le spirituel est une réalité totalement différente des émotions.

Les émotions, nous l'avons vu, se créent dans notre ventre, elles sont directement liées à notre appareil digestif. En vérité, la perception ne se situe pas très loin. Mais c'est du côté des nerfs qu'il faut se tourner, ces liaisons qui forment un réseau à travers tout notre corps.

Reprenons un instant l'exemple du joueur de football. Afin qu'il reste constamment dans l'action, chez lui le lien entre « perception » et « action » doit être maintenu, et jamais interrompu.

Plus nos actions sont liées à nos perceptions, plus nous agissons librement.

La source de nos actions se trouve au milieu de notre corps, au point précis où se situe notre centre de gravité, mais dans une région bien différente de celle de nos intestins.

Chez les vertébrés, les nerfs relaient les informations jusqu'au système nerveux central, composé de la moelle épinière (dans notre colonne vertébrale) et du cerveau. Nous nous intéressons plus particulièrement aux nerfs spinaux, c'est-à-dire à ceux qui sont reliés à la moelle épinière, et non au cerveau. L'être humain possède trente nerfs spinaux qui vont par paire, et un unique. Ce dernier, situé tout en bas de la colonne vertébrale, dans l'os du coccyx, est nommé « nerf coccygien ». Au niveau de notre corps, c'est le dernier nerf du système nerveux central. Il est situé complètement à l'opposé du cerveau.

SCHÉMA DU SYSTÈME NERVEUX CENTRAL

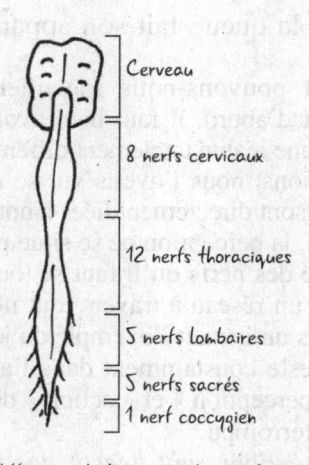

- Cerveau
- 8 nerfs cervicaux
- 12 nerfs thoraciques
- 5 nerfs lombaires
- 5 nerfs sacrés
- 1 nerf coccygien

À la différence de la source des émotions et de l'instinct, au niveau de l'intuition (ou de l'« inspiration »), les nerfs jouent un grand rôle. C'est tout en bas du sacrum que se situe le point le plus important de notre intuition : il est bien plus proche de nos intestins que du cerveau.

L'os du coccyx est un vestige de la queue, appendice dont nos ancêtres étaient pourvus. Notre queue a peu à peu disparu en même temps que notre cerveau se développait, mais il nous reste encore cet os, situé dans le bas du dos, qui contient le nerf spinal. Son rôle est de capter les informations extérieures et de les transmettre, instantanément, au siège des actions, l'endroit où elles se décident et se coordonnent, c'est-à-dire le sacrum. Les mouvements agiles des animaux, par exemple, sont commandés entre l'os du coccyx et celui du sacrum.

LES ANIMAUX CAPTENT AVEC LEUR QUEUE

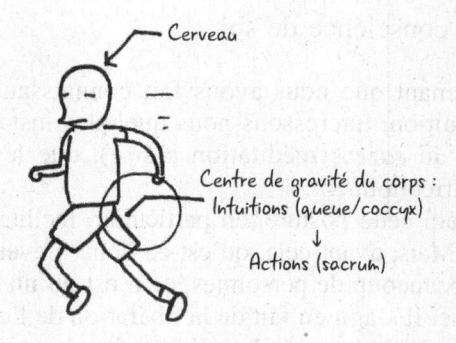

Cerveau

Centre de gravité du corps :
Intuitions (queue/coccyx)
↓
Actions (sacrum)

Si nos actions étaient coordonnées au niveau du cerveau, notre temps de réaction serait beaucoup trop lent. Nous ne pourrions pas effectuer de mouvements rapides. À l'instar des autres animaux, chez nous, l'endroit de la queue capte les informations du monde extérieur et les transmet plus haut dans le ventre, afin que nous puissions nous mouvoir de manière naturelle. Le cerveau ne comprend et n'analyse ces actions qu'a posteriori.

L'histoire des vertébrés dure depuis plus de cinq cents millions d'années. Sur cette échelle de temps, nous *pensons* depuis bien moins longtemps que nous *n'agissons* selon nos émotions, nos instincts ou nos intuitions. Or, nos sociétés actuelles se reposent bien trop sur l'intellect. Pourtant, l'on ne peut « entraîner » ses intuitions comme on peut entraîner son cerveau. Et même, paradoxe ultime, l'intuition ne peut entrer en scène qu'à partir du moment où nous cessons de nous reposer sur notre matière grise. N'est-il pas symbolique que ce nerf de l'intuition, de l'inspiration, de l'esprit, soit situé dans cette queue qui a disparu tandis que notre cerveau se développait ?

Prendre conscience de soi

Maintenant que nous avons fait connaissance avec notre intuition, intéressons-nous quelques instants à la pratique du *zazen* (méditation assise), que les bouddhistes affectionnent.

Pourquoi cette posture, en particulier, faciliterait-elle l'éveil ? Mais, avant cela, qu'est-ce donc, l'éveil ?

Pour beaucoup de personnes, ce n'est qu'un concept très vague. Il s'agit en fait de la libération de l'esprit de toutes les passions qui l'alourdissent (envies, soucis...).

La source de l'anxiété est le cerveau. La pratique de la méditation assise permet de s'en détacher et de faire redescendre sa conscience vers notre centre de gravité.

En d'autres termes, le *zazen* est un moyen de se reconnecter avec son moi originel, avec l'être vivant que nous sommes.

Tandis que notre cerveau se développait, au fil de l'évolution, nous nous sommes petit à petit enfermés dans notre tête, croyant que toute notre personnalité y résidait. Dans le vocabulaire bouddhique, on désigne cet état par le mot *avidya* (« ignorance »). À trop nous focaliser sur nos pensées, nous oublions que nous sommes avant tout des corps vivants. Ne pas inclure notre corps dans notre rapport à la vie conduit à ignorer tout un pan de la réalité qui nous entoure.

NOTRE CERVEAU CRÉE DES ILLUSIONS
(De l'importance de s'en libérer)

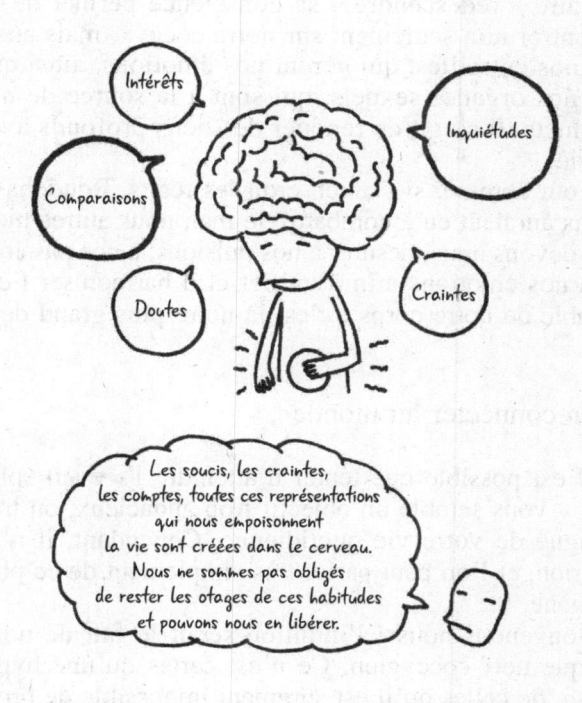

- Intérêts
- Inquiétudes
- Comparaisons
- Doutes
- Craintes

> Les soucis, les craintes, les comptes, toutes ces représentations qui nous empoisonnent la vie sont créées dans le cerveau. Nous ne sommes pas obligés de rester les otages de ces habitudes et pouvons nous en libérer.

Avez-vous déjà ressenti cette impression de vivre, mais de ne pas vous *sentir exister* ? Si oui, votre conscience est certainement emprisonnée à l'intérieur de votre cerveau, au stade de l'« ignorance ». Prendre conscience de cet état est le premier pas pour s'en affranchir. Ensuite, il faut tenter de faire revenir notre conscience dans toutes les parties de notre corps. C'est là le but du *zazen* : réussir à aligner le corps et l'esprit. En s'entraînant, il est possible de rouvrir les voies de l'intuition et d'accéder à l'éveil spirituel.

Faire « redescendre » sa conscience permet de se recentrer non seulement sur notre coccyx, mais aussi sur nos entrailles, qui gèrent nos émotions, ainsi que sur nos organes sexuels, qui sont à la source de nos instincts. Il s'agit de renouer des liens profonds avec la vie.

Tout comme, si l'on en croit les récits, Bouddha et Jésus auraient eu à combattre le mal, nous autres mortels devons nous mesurer à nos pulsions, à nos passions et à nos émotions afin d'unifier et d'harmoniser l'ensemble de notre corps : c'est là notre plus grand défi.

Se reconnecter au monde

Il est possible que tenter d'atteindre l'« éveil spirituel » vous semble un objectif trop audacieux, ou trop éloigné de votre vie quotidienne. Cependant, il n'en est rien, et l'on peut parler très simplement de ce phénomène.

Souvenons-nous : l'intuition serait le fait de notre unique nerf coccygien. Ce n'est certes qu'une hypothèse, de celles qu'il est sûrement impossible de prouver de manière scientifique, mais cette image d'un lien simple est très parlante.

Figurez-vous un pianiste lors d'un concert. Ses doigts, comme animés d'une volonté propre, volent de touche en touche à une vitesse incroyable. Il n'est pas donné à n'importe qui de l'imiter, car c'est le résultat d'années d'entraînement. En effet, cette habileté est due à des connexions nerveuses particulières qui se sont créées dans le système nerveux du musicien. Pour arriver à jouer un morceau en virtuose, il faut s'entraîner jusqu'à ce que chaque terminaison nerveuse de chaque doigt sache quelles séries de mouvements effectuer, et dans quel ordre.

Cela vous rappelle peut-être l'histoire de notre joueur de foot ? En effet, les mêmes mécanismes s'appliquent. Tout est une question d'enchaînement : plus le lien s'opère avec fluidité, plus le pianiste est virtuose, plus le footballeur est efficace.

Ainsi, « améliorer ses capacités », c'est avant tout « améliorer ses liaisons nerveuses ». Et le hasard fait bien les choses, car c'est sur ce même critère que notre société se fonde principalement : créer des liens.

Les personnalités remarquables tentent souvent de créer du lien, que ce soit au niveau personnel, afin de progresser, ou au niveau social.

Cette image est-elle plus parlante, en termes d'éveil ?

Attention cependant : la compétence et l'éveil sont deux notions différentes. L'éveil exige seulement de rétablir la connexion avec le nerf coccygien, rien d'autre. Mais c'est une condition primordiale pour accéder à la virtuosité, et ce, quelle que soit la discipline. À l'inverse, sortir de l'« ignorance » ne va pas vous transformer du jour au lendemain en artiste de génie, ni résoudre tous vos problèmes, mais vous vivrez bien plus épanouis, sans plus jamais être la proie de l'anxiété.

Il est nécessaire de se reconnecter à son moi profond.

Puis de se reconnecter au monde, en tant qu'être vivant.

Prendre conscience de ce lien qui nous unit au reste du vivant permet de faire face au monde avec une confiance en soi grandie.

Plus nous nous éloignons du « tout cérébral », plus nous nous rapprochons de notre moi originel.

MOI, ÊTRE VIVANT

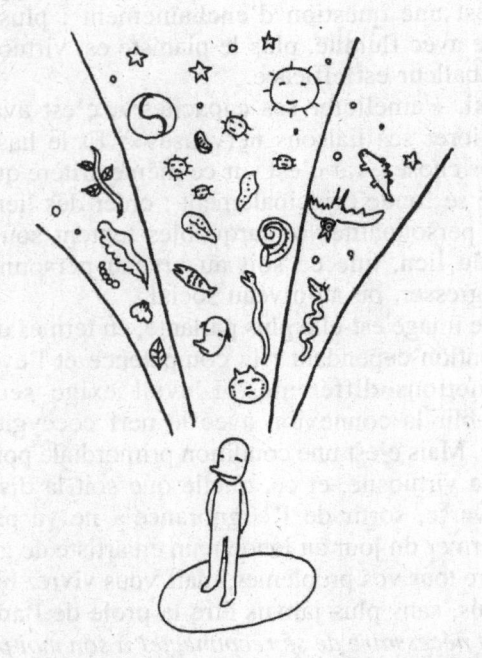

Le cerveau est comme une cage qui cherche à emprisonner notre conscience. Il est dans la nature de notre matière grise de produire des effets de tristesse, d'angoisse, de discorde, etc. Pour échapper à son emprise, il faut reprendre contact avec notre moi en tant qu'être vivant : prendre soin de ses intestins, avoir une bonne hygiène de vie et s'ouvrir aux perceptions extérieures. S'ouvrir à notre moi originel, c'est trouver une source d'apaisement et de confiance en soi.

Le lien qui unit nos trois *moi*

Dans les chapitres précédents, nous avons vu que notre personnalité était constituée de trois *moi* différents : savoirs, sentiments et volonté.

Autrement dit, nous devons unifier notre *moi* du cœur, celui du cerveau et celui du ventre. Ce chapitre apporte une nuance au *moi* ventral, composé en réalité de deux entités. Il y a d'une part les intestins (organes digestifs), sources de nos émotions, et d'autre part la zone du sacrum et du coccyx (le nerf coccygien), source de nos intuitions.

Nous avons donc une personnalité bien plus complexe (et complète !) que nous ne pourrions le croire de prime abord. Nous sommes faits d'émotions (*moi* des intestins), qui disparaissent à notre mort. Mais nous sommes aussi faits de convictions, d'inspirations, de concepts immuables qui touchent à l'universel.

On entend parfois que l'on ne doit pas faire confiance à ses intuitions... il ne faut certes pas les confondre avec des idées, qui sont elles créées par le cerveau, et qui peuvent être biaisées par toutes sortes de considérations. Mais les véritables certitudes, fondées sur ce que notre « queue » (notre nerf coccygien) a capté du monde extérieur, sont dignes de confiance.

Pourtant, nous avons peu à peu perdu notre intuition, qui ne dépend que d'un seul nerf, et que la société et le « bon sens » commun nous incitent à museler. Ce qui est dramatique, puisqu'en perdant de vue nos intuitions nous perdons de vue notre moi profond, nos véritables aspirations, ce que l'on souhaite réellement faire de notre vie.

Lorsque nous sommes submergés par les soucis, lorsque nous créons sans arrêt des conflits, lorsque nous hésitons ou que nous stagnons, il est évident que nous sommes victimes d'un embrigadement du cerveau. Tels des acteurs de théâtre, nous « jouons » notre vie plus que nous ne la vivons.

Il est tout à fait possible de sortir de cette situation, et, pour ce faire, la première étape consiste bien entendu à renouer le contact avec son corps, ses intestins. Il est nécessaire, avant même de souhaiter s'ouvrir à de nouvelles perceptions, de remettre son corps en bon état de marche. Pour cela, nous avons vu dans les chapitres précédents comment rendre la santé à ses intestins, par quels choix alimentaires, et à quel point cela provoque un effet bénéfique sur nos émotions. À l'inverse, des intestins encrassés, saturés d'excréments en stagnation, qui fermentent et font proliférer les mauvaise bactéries ont un effet effroyable sur notre moral.

Toutes les émotions négatives, inspirées par le mauvais fonctionnement de nos organes digestifs, agissent comme autant de lourds nuages qui obscurcissent notre intuition. On comprend donc qu'un appareil digestif en bonne santé soit une condition indispensable pour s'ouvrir au monde extérieur ainsi qu'à la spiritualité.

Le programme pour y parvenir est simple : manger ce qui est réellement bénéfique pour notre corps. Redonner vie à nos intestins. Nourrir nos cellules avec de bons nutriments. Réactiver nos mitochondries.

J'ai révélé dans ce livre toutes les clés qui vous permettront de dissiper les nuages qui assombrissent votre cœur, afin de renouer avec votre véritable personnalité et enfin, de réécouter votre voix intérieure.

Découvrir l'intelligence de l'intestin, c'est avant tout se découvrir soi-même.

À *retenir du chapitre 7*

1. Il faut différencier le cœur (les émotions) de l'esprit (l'intuition).
2. La « dignité » est une notion spirituelle que l'on retrouve dans l'enseignement de la voie du tao.
3. Nos intuitions ne proviennent pas de notre cerveau, mais de notre « queue ».
4. Il est important de se souvenir que nous sommes des êtres vivants reliés au monde vivant.
5. C'est notre moi intuitif qui harmonise la coordination entre nos trois *moi* différents.

Pour aller plus loin...

Et maintenant, quel avenir pour le Japon ?

J'aimerais écrire quelques mots à propos de la catastrophe nucléaire qui a eu lieu en mars 2011, après le grand tremblement de terre et le tsunami qui ont endeuillé la côte est du Japon. Pouvons-nous vraiment évaluer l'ampleur des dégâts causés par les radiations sur notre santé ? Vous avez certainement dû entendre, tout comme moi, des centaines de discours, certains optimistes, d'autres alarmants. Seul l'avenir tranchera, mais en attendant, beaucoup d'entre nous vivons dans l'inquiétude.

Il faut cependant savoir que les radiations sont loin d'être les seules causes de cancers, et que ceux-ci se déclarent le plus souvent sous l'effet de plusieurs facteurs conjoints : consommation excessive de nourriture, d'alcool, tabagisme, épuisement au travail, stress et anxiété... Le stress est en effet un facteur majeur, et le seul impact anxiogène de la catastrophe de Fukushima occasionne certainement de véritables ravages.

Cependant, ces mêmes facteurs de risque observés chez deux personnes différentes ne produiront pas les mêmes effets : la puissance du système immunitaire diffère chez chacun d'entre nous. Les cancers se développent en terrain propice ; notre nourriture, notre hygiène de vie, notre façon de voir le monde et de penser sont très déterminants. Voilà pourquoi je ne saurais trop recommander à tout un chacun de ne pas se laisser abattre par la peur et de se constituer un corps le plus sain et le plus solide possible. Ces radiations, à jamais invisibles, nous exhortent plus que jamais à prendre soin de nous.

Vivons en harmonie dans le présent. Que nous soyons favorables ou fermement opposés à l'énergie nucléaire, ne nous enfermons pas dans ce combat du « pour ou contre ». C'est un débat public que nous laisserons à notre cerveau en temps voulu. L'important, au niveau personnel, est que nous nous recentrions sur le *moi* des intestins et sur celui de notre « queue », et que nous nous extrayions de nos critères habituels de jugement. Il est temps, pour l'humanité tout entière, d'accéder à une nouvelle étape de son histoire.

Conclusion

Retrouver son moi *originel*

Depuis la catastrophe de Fukushima, quelque chose a changé dans la conscience des Japonais. Bien que tout le monde la ressente, il est difficile de mettre des mots précis sur cette impression diffuse. Elle pourrait cependant se résumer comme suit :
Ce qui est arrivé n'est-il pas un signe que nous devons changer notre façon de vivre ?
Comment vivre désormais ?
Peut-être vous êtes-vous déjà posé ces questions ? Dans une situation mondiale où l'avenir de l'humanité est de plus en plus incertain, le besoin d'un « retour aux sources » se fait pressant – de même que, lorsque l'on a perdu son chemin, le meilleur choix peut consister à retourner sur ses pas afin de prendre un nouveau départ.
La Terre porte désormais plus de sept milliards d'êtres humains, qui n'ont jamais été aussi « connectés », par Internet et les nouveaux moyens de communication : c'est une situation totalement inédite. Quand on prend conscience de l'importance des dégâts causés par l'activité humaine, des pollutions ou catastrophes qu'elle engendre, il peut paraître évident de vouloir

retourner à un âge plus sage. Mais où, quand, exactement ?

J'espère qu'en lisant ce livre les deux grands fondements suivants pour entamer un « retour aux sources » vous ont paru dignes d'intérêt :

Nous sommes des êtres vivants.
Nous sommes ce que nous mangeons.

C'est sur ces principes éminemment simples qu'il convient de se recentrer, afin de renouer avec son moi profond. Nous entamons une prise de conscience de ce que nous avons perdu, et de ce qu'il nous faut retrouver. Les réponses apportées ici ne seront pas toujours faciles à appliquer dans la vie quotidienne. Changer sa façon de vivre demande beaucoup de sagesse, et n'est pas sans douleur parfois. Cependant, cette initiative ne peut être prise que par vous.

À toujours attendre que le changement vienne de la société, certains d'entre nous passent leur vie à espérer sans rien faire.

Comme vous avez pu le constater à travers ces pages, les changements que vous pouvez d'ores et déjà mettre en œuvre pour bénéficier d'une vie meilleure sont simples et très concrets.

Prendre conscience de sa condition d'être vivant, soumis avant tout à des besoins biologiques. Répondre à ces besoins en comprenant intimement ce qui est bon pour nos intestins. Construire notre corps avec les bons nutriments, et lui fournir de l'énergie vitale.

Intestins – cellules – mitochondries

Finalement, la plupart des questions concernant notre existence se trouvent entre ces trois éléments. Le cœur et la tête, qui tendent toujours à nous faire stagner dans un monde d'illusions, ont eux aussi une grande place dans nos vies : l'important est de savoir relier ces différents *moi*, et de les harmoniser. Cela commence avec la nourriture, car ce sont nos choix diététiques qui déterminent notre état de santé.

Si l'on ne fait pas attention à ce lien qui harmonise nos trois *moi*, c'est la tête qui gagne : elle nous sépare de notre corps, de nos besoins physiologiques, et nous enferme dans ses raisonnements.

Parfois, il nous manque la force d'aller de l'avant, bien que nous en ayons la motivation. Parfois encore, c'est la lassitude qui nous prive de toute motivation. Et l'on se sent coupable, blâmable de ne pas trouver en nous l'énergie d'avancer.

Hélas, c'est exactement le cercle vicieux dans lequel la société japonaise est prise en ce moment. Tandis que l'on clame partout que nous devons « retrouver la santé et l'énergie », ces exhortations ne mènent nulle part, et aucune n'explique que c'est au niveau de nos propres cellules que le changement commence à être possible. Ces améliorations de surface ne sont rien de plus que des idées lancées à tout-va, qui ne produiront jamais d'effet.

Mettez de côté tout ce que vous savez, et concentrez-vous seulement sur cette vérité : « Je vis, ici, aujourd'hui » pour déterminer vos actes futurs.

De quoi sommes-nous capables désormais ? Par quoi allons-nous commencer ? Ne vous tarde-t-il pas de le découvrir ?

Remerciements

Ce livre a été écrit d'après les travaux d'éminents chercheurs et spécialistes reconnus, qui m'ont énormément appris. Au sujet de la santé des intestins, je citerai notamment Hiromi Shinya, Tomotari Mitsuoka, Keiichi Morita et Yasue Isazawa. Concernant le système mitochondrial, Tôru Abo et Hiromichi Yonekawa ont été d'un éclairage remarquable. J'ai trouvé Katsunari Nishikawa passionnant sur le sujet des liens entre nos émotions et nos intestins, tandis que Nagahama Yôji a été ma référence concernant notre système immunitaire naturel. Pour les questions de sociologie et de biologie, c'est vers l'auteur Shin'ichirô Kurimoto et le Pr Murakami Kazuo que je me suis tourné.

La source la plus déterminante de ce livre a sans conteste été le Pr Takeji Tanemoto, dont les recherches sur l'énergie vitale et la nutrition ont grandement inspiré ma réflexion.

Afin de rendre ce livre accessible au plus grand nombre, je n'ai indiqué que les références et les détails les plus importants, mais chaque point abordé a été, bien entendu, amplement documenté. J'espère de tout cœur qu'il vous aura ouvert les portes d'un style de vie plus en accord avec notre physiologie, et que vous en parlerez autour de vous.

Enfin, je tiens à remercier le directeur des éditions Bab Japan, Toshirô Higashiguchi, et Keio Shitamura, du magazine *Gekkan Hiden*.

Je tiens à remercier tous ceux qui m'ont aidé à écrire ce livre et qui m'ont soutenu.

Table des matières

Introduction 9

Chapitre 1
*La nourriture conditionne les intestins,
et ceux-ci conditionnent le corps et l'esprit* 15

Chapitre 2
Une alimentation simple, tout au long de la vie 37

Chapitre 3
*Le système immunitaire,
ou comment entretenir sa jeunesse* 57

Chapitre 4
De l'importance de choyer nos mitochondries 75

Chapitre 5
Les micro-organismes, nos locataires invisibles 93

Chapitre 6
Faut-il chercher notre esprit dans nos intestins ? 111

Chapitre 7
Écouter son intuition et s'ouvrir au monde 131

Conclusion 151

Faites de nouvelles rencontres sur pocket.fr

- Toute l'actualité des auteurs : rencontres, dédicaces, conférences...
- Les dernières parutions
- Des 1ers chapitres à télécharger
- Des jeux-concours sur les différentes collections du catalogue pour gagner des livres et des places de cinéma

POCKET
Un livre, une rencontre.

Composé par Nord Compo
à Villeneuve-d'Ascq (Nord)

POCKET *soutient* **ONE 101 ONE**
LA RÉANIMATION EST UN ENJEU

> « Les héros ne sont pas seulement dans les livres. Si vous voulez sauver des vies, flashez le QR Code »

Pr Jean-Daniel CHICHE,
Président du Fonds One O One

Depuis 2018, le Fonds de dotation 101 (One O One) œuvre pour le progrès de la réanimation en finançant des projets d'éducation et de formation des soignants, des projets innovants pour accélérer la recherche ainsi que des actions d'accompagnement pour fédérer les soignants, les patients et les familles pour mieux vivre la réanimation. L'ambition de 101 est de sauver 1 million de vies en 4 ans en investissant le champ des technologies de l'information et de l'IA avec une approche scientifique rigoureuse et déployée dans son réseau mondial de services de réanimation affiliés. 101 est un organisme sans but lucratif habilité à recevoir des dons. one-o-one.eu

Composé par Nord Compo
à Villeneuve-d'Ascq (Nord)

Achevé d'imprimer en décembre 2021 par
La Nouvelle Imprimerie Laballery
58500 Clamecy (Nièvre)
N° d'impression : 111873
Dépôt légal : octobre 2017

S27864/05

POCKET, 92 avenue de France, 75013 Paris

Imprimé en France